张树泉脑病临证经验选编

黄 硕 郭延林 林 枫 主编

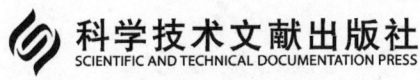

·北京·

图书在版编目（CIP）数据

张树泉脑病临证经验选编 / 黄硕，郭延林，林枫主编. —北京：科学技术文献出版社，2025.6
ISBN 978-7-5235-0733-9

Ⅰ．①张…　Ⅱ．①黄…　②郭…　③林…　Ⅲ．①脑病—中医临床—经验—中国—现代　Ⅳ．① R277.72

中国国家版本馆 CIP 数据核字（2023）第 171482 号

张树泉脑病临证经验选编

策划编辑：薛士兵　　责任编辑：郭　蓉　樊梦玉　　责任校对：张永霞　　责任出版：张志平

出　版　者	科学技术文献出版社
地　　　址	北京市复兴路15号　邮编 100038
编　务　部	（010）58882938，58882087（传真）
发　行　部	（010）58882868，58882870（传真）
邮　购　部	（010）58882873
官方网址	www.stdp.com.cn
发　行　者	科学技术文献出版社发行　全国各地新华书店经销
印　刷　者	北京虎彩文化传播有限公司
版　　　次	2025 年 6 月第 1 版　2025 年 6 月第 1 次印刷
开　　　本	710×1000　1/16
字　　　数	206千
印　　　张	12.75
书　　　号	ISBN 978-7-5235-0733-9
定　　　价	58.00元

版权所有　违法必究

购买本社图书，凡字迹不清、缺页、倒页、脱页者，本社发行部负责调换

编委会

主　编　黄　硕　郭延林　林　枫
副主编　王小亮　杨静静　侯　斌　姜远飞
　　　　　韩　晗　程　瑶
编　委　王　强　王双双　王芹芹　王秀春
　　　　　刘　欣　刘　强　刘玉娟　孙　平
　　　　　李　栋　李玉华　杨　月　肖　贺
　　　　　吴慧慧　宋海燕　张　烁　张丽丽
　　　　　赵　蕊

前　言

张树泉，山东省著名脑病诊疗专家，教授、博士研究生导师，山东省名中医药专家，第六、第七批全国老中医药专家学术经验继承工作指导老师，全国五一劳动奖章获得者，享受国务院政府特殊津贴。

张树泉教授长期从事中医、中西医结合脑病研究工作，广收博采，融汇中西，具有高深的理论造诣和精湛的医疗技术，在多年的临床实践中，坚持以临床为基础、以理论做指导、以科研求发展，积累了丰富的临证诊疗经验，形成了独特的"脑肾理论"学术思想，提出脑病从肾论治的原则。张树泉教授对脑梗死、脑出血、头痛病、眩晕病、失眠症等疾病的诊治有着自己独到的见解，总结出一系列行之有效的治疗方法，确立了"以脑肾理论为指导，以传统中医辨证论治为主，以充分利用现代科技为辅，创新诊疗模式，强化综合救治能力，全面实现中医现代化"的学术思想。张树泉教授坚持以提高中医临床疗效为总体目标，突出中医特色，强化综合救治能力，形成特色的学科建设思路，把传统中医病机与现代病理结合，传统中药功效与现代药理结合，开创性地提出了"中医脑肾理论"，形成了一系列中医脑病新思路、新方法和特色诊治方案，建立了相对完善的中医脑病理论体系。

目前，对张树泉教授临证经验和学术思想的总结已见零散报道，但尚未有全面系统的总结与整理。为使张树泉教授治疗脑病的学术思想和临证经验得以全面整理、系统总结并继承、发扬光大，从而进一步提高中医药防治脑病的能力和水平，充分挖掘、发挥中医药在脑病综合治疗中的重要作用，使中医药在疾病诊疗过程中更趋完善统一，辨证用药更趋规范合理，本书以张树泉教授的临床实际案例为写作对象，通过回顾性整理和经验挖掘等方法对脑梗死、脑出血、头痛病、眩晕病、失眠症等进行系统整理分析，总结共性规律、思辨共识；分析其学术思想中的个性特色及独特诊治经验、技术专长；归纳现代传承模式，总结学术创新规律，并进一步推广应用，传承中医药事业。

目 录

第一章　学术小传 …………………………………………………………… 1

第二章　中西医学术思想 …………………………………………………… 3
　　第一节　中国传统文化 ………………………………………………… 3
　　第二节　中医与人文 …………………………………………………… 6
　　第三节　不同哲学观下的中西医学 …………………………………… 12
　　第四节　中西医结合理论新体系的构建 ……………………………… 14

第三章　中西医融合脑病研究的理论 …………………………………… 17
　　第一节　基本概念 ……………………………………………………… 17
　　第二节　病因病机 ……………………………………………………… 22
　　第三节　证因论治 ……………………………………………………… 25
　　第四节　中医治法 ……………………………………………………… 28
　　第五节　中医辨证治疗心脑血管疾病 ………………………………… 31

第四章　辨证论治，规范用药 …………………………………………… 38
　　第一节　出血性中风病（脑出血）的辨治思想 ……………………… 38
　　第二节　缺血性中风病（脑梗死）的辨治思想 ……………………… 47
　　第三节　头痛病的中医辨证治疗 ……………………………………… 50
　　第四节　失眠的中医辨证治疗 ………………………………………… 57
　　第五节　眩晕的辨证治疗 ……………………………………………… 66
　　第六节　中风病的总体辨证治疗 ……………………………………… 74

第五章　临证经验 ………………………………………………………… 79
　　第一节　中风病（脑梗死） …………………………………………… 79

第二节	头痛病（偏头痛）	101
第三节	眩晕病	110
第四节	痿病	115
第五节	中风先兆	120
第六节	中风先兆（脑动脉狭窄）	126
第七节	出血性中风（脑出血）	131
第八节	中风（蛛网膜下腔出血）	140
第九节	痴呆（血管性痴呆）	145
第十节	风温（颅内炎症）	150
第十一节	颤病（帕金森病）	155
第十二节	郁病（抑郁症）	159
第十三节	不寐（失眠症）	165

第六章 效方集锦 …… 172

第七章 临证心得笔记 …… 187

参考文献 …… 196

第一章　学术小传

张树泉，泰安市中医医院主任医师，教授，博士研究生导师，山东省名中医。第六、第七批全国老中医药专家学术经验继承工作指导老师。师古博今，精研岐黄之术，擅长治疗脑血管病、头痛、眩晕等神经内科疾病，用中医药治疗丛集性头痛具有显著疗效。

张树泉教授是"全国五一劳动奖章"获得者、享受国务院政府特殊津贴，山东省名中医，泰安市专业技术拔尖人才。现任泰安市中医医院副院长、脑病内科主任。国家中医重点专科脑病科学科带头人，国家中医重点专科脑病协作组头痛组副组长，山东省首批中医药重点学科带头人，中华中医药学会脑病分会常务委员，中国中医药研究促进会脑病学分会副会长，山东中医药学会脑病专业委员会副主任委员。

荣获"全国卫生系统先进工作者""中国好医生""齐鲁最美医生"等荣誉称号。

工作三十多年来，张树泉教授力倡中医现代化，特别注重中医药在抢救急危重症中的作用。开展了"调气溶栓法治疗超早期脑梗死的临床研究"，提出了"补肾活血化痰法是脑卒中急性期的基本治法"等一系列新理论，提出"脑肾理论"并将其应用于脑卒中（脑梗死、脑出血）的临床治疗中，得到国内多名知名专家的认可和赞誉。在诊治脑梗死、脑出血、短暂性脑缺血发作（transient ischemic attack，TIA）、头痛、眩晕、癫痫、睡眠障碍、焦虑、抑郁、脑炎、多发性硬化、重症肌无力、帕金森病、周围神经病及神经内科杂病等方面积累了丰富的临床经验。带领科室开展脑脊液置换术、微创颅内血肿清除术、脑血管造影术、脑动脉支架成形术、动脉溶栓及机械取栓术、脑动脉瘤弹簧圈栓塞术。"脑病一体化诊疗"模式得到国家局、省局领导及专家的充分肯定，泰安市中医医院被确定为全国示范推广单位。2019年5月泰安市中医医院被国家脑卒中防治工程委员会确定为"国家高级卒中中心"，并建立了省级脑病会诊基地及前庭平衡实验室。承担国家级、省级、市级课题6项，获奖5项，发表学术论文30余篇，出版专著4部。

张树泉教授是严谨求实的专家，怀揣悬壶济世之梦想，从医三十载，兢兢业业，勤于学习，精于钻研，在中西医结合治疗脑血管病方面走在了全省前列，用心守护着百姓的健康。他是务实创新的领导，是医院管理的行家里手，注重内涵建设，甘为人梯培养后备人才，为医院发展倾注了全部心血。私下的他风趣平和，与患者打成一片，是患者心中值得信赖的人。

1981年8月，19岁的张树泉站在了人生的重要十字路口，在填报高考志愿时，经过一番深思熟虑，最终，张树泉在志愿表上填写了山东中医学院（现为山东中医药大学）。五年的大学生活，不仅增长了他的知识，丰富了他的头脑，更加深了他对医生的理解。"医生这一职业，不仅是神圣，更身兼重任。"吃苦耐劳、勤奋上进的张树泉下定决心，一定要为杏林增光，为医生添彩。毕业后的他师从山东省名中医苗香蒲老师，奠定了坚实的中医学基础。1995年，张树泉被医院遴选为山东省名老中医药专家学术继承人。在3年的跟师学习过程中，他深刻领悟导师的学术思想，精心学习导师的思维方式和临证方法，丰富了临床经验。

丰富的理论知识和扎实的业务功底，让张树泉迅速脱颖而出。2003年，他被任命为泰安市中医医院脑病内科主任，2012年，张树泉当选为泰安市中医医院的副院长。为了让更多的患者得到专业、权威的救治，张树泉带领科室人员，不断提升为百姓服务的本领。从确定"以传统中医辨证论治为主线，充分利用现代科技，以取象比类的思维方式，全面实现中医现代化"的传统医学发展思路，到在中医现代化学术思想指导下传统中医病机与现代病理结合，传统中药功效与现代药理结合，对神经内科常见病、多发病及疑难急危重症进行救治做了深层次研究。为此，张树泉倾注了大量的心血。在突出中医特色的同时，张树泉还带领科室开展了颅内血肿微创清除术、脑脊液置换术、脑血管造影术等新技术。"只有不忘学习，不断学习，才能挑起担子，更好地为百姓服务"是他的座右铭。

"把员工当作家人，提高他们的幸福感。"在张树泉的心目中，"幸福感"是科室发展的原动力。为此，他在科内唱响了"团结拼搏、全力奉献、精益求精、争创一流"的科室精神，提出了"把患者当朋友"及"真诚、感动"的服务理念，树立了"使政府放心、患者满意、同行尊重"的核心价值观，奏响了一曲主人翁意识的主旋律，迈出了脚踏实地、真心为民的铿锵步伐。

第二章　中西医学术思想

第一节　中国传统文化

中国的传统文化是从中国历史上延续下来的民族文化，是中华文明几千年来不断演化变迁而汇集成的一种反映民族特质和风貌的民族文化，是中国历史上各种思想文化的精髓。

一、中国传统文化的人文特点

中国传统文化源远流长，博大精深，人文是中国传统文化的基本精神。中国文化中的"文"以"人"为本位，"人"以"文"为本性或自性，通过人与自然、人与社会、人与人，以及身体与心灵的诸关系合乎中庸和平的协调，以教化天下，并由此而生出礼乐文化、人伦文化、仁爱文化、人神文化、自然文化等。人文成为社会潮流和一种普遍的文化始于我国春秋战国时期。

"人文"一词最早见于《易传》，《易传·贲卦》云："贲，亨，柔来而文刚，故亨；分刚上而文柔，故小利有攸往，天文也。文明以止，人文也。观乎天文，以察时变；观乎人文，以化成天下。"通俗地来说，世界上本来就包含着男性和女性，男性性格刚烈，女性则相对柔美，刚柔交错，这就是天文，也就是自然。正是这样，人类才结为一对对的夫妻，组成成千上万个家庭，再由一个个家庭构成国家，这就是人文，即文化。人文最主要的特征就是重视人、尊重人、关心人、爱护人。《周易》指出，人不仅在物质生活上要遵循自然的规律，还要在精神意识、道德修养、社会伦理和政治制度上皆与自然达到高度统一。《周易·乾卦》云："夫大人者，与天地合其德，与日月合其明，与四时合其序，与鬼神合其吉凶，先天而天弗违，后天而奉天时，天且弗违，而况于人乎？况于鬼神乎？"这里的天人合一思想，不仅包括了人对自然规律的顺应，更多的是指社会伦理道德和政治制度与自然规律的合一。

在以孔孟为代表的儒家思想中,主要是从社会的角度对人进行观察和研究,强调人的礼仪、顺从及相应的社会责任。而在以老子、庄子为代表的道家学术思想中,却强调个人的种种奇念怪想和顺从大自然的伟大模式,认为人首先应该是"自然的人",人要遵循自然规律,做到返璞归真,即所谓的抛弃志向,避开荣誉和责任,在沉思冥想中回归大自然。儒道两家学说相互补充,在某种程度上满足了古代人们在理智上和感情上的需要。

先秦道家人文观是中国人文传统的重要组成部分,是一种不同于儒家的人文精神,即教化之外的"人文"。具体表现:在政治秩序中,道家通过无为与自然的观念及对教化的否定,表现出对个体性的肯定与鼓励;在生命关怀中,道家通过对生命与外物关系的思考,表现出对生命价值重要性的承认。道家的人文思想都存在于《老子》《庄子》等道家经典中,多数表达对自然人性的重视、对逍遥自由的向往、对生存与发展状态的关怀等。

《黄帝内经》在先秦文化的影响下,同时关注人的自然属性和社会属性,从而在一个更加广阔的背景下对人进行了全面考察和总体分析,既揭示天地自然背景下人体的生存、生命基础、生命活动,也阐明社会背景下人的生活及生理、心理变化。《黄帝内经》天人合一的生态人体观告诉我们要关注身体和自然的联系。在中国古代文化中,"人文"并非完全以"人"为中心,而是注重人与自然、社会即生存环境的和谐统一。

中国人文精神早已深深地积淀在中国传统文化中,并在后来的社会发展过程中不断走向成熟和完善,至今对中国社会的发展产生着重大而深远的影响。

二、中国传统文化对中医学的影响

在中医学的形成与发展过程中,中国传统文化对其产生了深刻的影响,传统文化中的道家文化、儒家文化、文学艺术等,在一定时期、一定程度上对中医学的发展起到了积极的推动作用。

(一)道家文化对中医学的影响

老子创立了道家,道家文化的形成是在先秦时期。道家文化在中国几千年的发展过程中扮演着重要角色,道家思想讲究的是无为,老子认为天地万物不以人的意念转变而转变,"人法地,地法天,天法道,道法自然"的思

第二章 中西医学术思想

想观念贯彻始终。精气学说作为中医文化的重要组成部分就是这样演变而来的,中医阐述人的生老病死过程就是通过精气学说展开的。中医理论认为人的本体的形成是天地精华孕育的结果,就如《黄帝内经》所说:"在天为气,在地成形,形气相感,而化生万物矣。"从道法自然中还演化出了中医的养生法则,《黄帝内经》也提到:"恬淡虚无,真气从之,精神内守,病安从来。"道家学说中的无为,不与世俗相争的思想促成了中医预防疾病的思想,即不为世俗所扰,淡然处之。道家"道法自然"的思想在中医中也有所体现,《黄帝内经》所讲的"不足则补,有余则泄""美其食,任其服,乐其俗"等都是老子的《道德经》中"高者抑之,下者举之;有余者损之,不足者补之"思想的延伸。

(二) 儒家文化对中医学的影响

儒学与中医学关键要素中的五行学说之间是紧密相连的,儒家方式论所囊括的阴阳学说、运动观念等对中医学意识论和方式论都有非常重要的影响。中医学将经络、脉象、五官等与天地相比,在中医学占据了很重要的地位,这与董仲舒《春秋繁露·人副天数》中"天人合一"的思想不谋而合,充分汲取了儒家文化之所长。中医学中阐述脏腑与经络的生理、病理现象的理论是中医学的重中之重,是将五行学说的生克理论与阴阳学说充分融合后的产物。《黄帝内经》提出,保持正常的生理活动应"法于阴阳,和于术数",认为气血不和是疾病产生的原因,"气相得则和,不相得则病""血气不和,百病乃变化而生",在治疗的过程中"必先岁气,无伐天和""疏其血气,令其调达,而致和平"。这种"和"的思想就是取自中庸的"和"的思想,正如《阴证略例·序》说"《中庸》曰致中和,天地位焉,万物育焉,而况医乎"。由此不难看出儒家的中庸思想对中医学的影响。古时候,有一种说法是"不为良相,便为良医",中国古代许多名医都有很高的文学素养,他们精于医道,上知天文下知地理,有着渊博的文化知识,当然,有的诗人、文学家也通晓医术,他们已经能够做到将医术与儒家文化思想有效地结合在一起。

张树泉教授推崇儒家文化"仁"的思想,认为医术即仁术,作为仁者,自己要立身,从而使他人立身;自己要通达,而使他人通达,能近己身,为他人着想。他常说:"一个医师对患者关怀不够,是无法圆满完成医疗任务的,因为医者肩上的责任重于泰山。"他也时常教导学生:"患者是最好的临床老师，医师的经验和技术都是从患者身上观察和实践得来的，有时甚至是用血的教训换来的。患者求医充满了期待，医师应尽最大可能满足他们的希望。仁者无敌，要时时刻刻怀着一颗仁爱之心，关爱患者，并且你们所做的一切要从患者出发，一切为了患者。"

第二节　中医与人文

中医学是以传统医学理论与实践经验为主体，研究人体生命活动中健康与疾病转化规律及其预防、诊断、治疗、康复和保健的一门综合性学科。中医学蕴含着丰富的中华优秀传统文化，是人文与生命科学的有机结合，是系统、整体的医学知识体系。中医不是单纯的医学，首先它是中国传统文化的组成部分，其次才是针对疾病的医学。

中医学发源于中国传统文化，其中蕴藏着极为丰富的人文精神。中医学的人文精神不仅体现在从人文方面为其自身发展提供养分，还体现在通过一种方法学意义上的内涵为中医学的进步提供了支撑。

一、中医人文知识

《备急千金要方》中对成为尽善尽美的大医所必备的人文素养做了扼要的说明，蕴涵的内容非常丰富。

（一）自然知识

《素问·宝命全形论》云："人以天地之气生，四时之法成。"《灵枢·刺节真邪》云："与天地相应，与四时相副，人参天地。"此即中医天人合一、天人相应思想之滥觞。简言之，人类与自然息息相关，自然环境对人类的健康影响重大。天文、气象、地理等方面的知识对中医理论、治法及药物均有影响。

（二）伦理知识

社会伦理贯穿医疗活动的始终，"不读五经，不知有仁义之道"。中医并不是单纯地从生物性方面看待人，而是非常重视人的社会性。人生活在社会中，必然受到社会习俗、道德伦理的约束和影响。社会学的观念也在中医理论中留下痕迹，社会学背景在中医认识疾病及治疗疾病中是不可忽视的。

第二章 中西医学术思想

（三）历史文学知识

医文交辉是传统文化的奇葩，中医学的文献本就是历史与文学的结晶。中医的理论、术语、药物都带有历史的烙印，所以中医理论的研究整理与史学的考究密不可分。

（四）哲学知识

古代哲学对中医理论框架的形成有着重要的影响。中医学在发展中逐渐以自然哲学中的气、阴阳、五行等概念构建自身的理论体系。所以说中医学也带有浓厚的哲学色彩。

二、中医人文思想

中医人文思想概括起来就是充分尊重生命，把保护人的生命放在首位的医学人道主义。古代中医人文思想主要体现在中医在形成和发展过程中所形成的中医人文观、人才观、医德观及育人观上。

（一）人文观

崇尚生命、重视生命、维护生命健康是中医人文思想的核心价值观。《黄帝内经》明确提出了"天覆地载，万物悉备，莫贵于人"的观点。张仲景认为"生命乃至重之器"。行医可以"上以疗君亲之疾，下以救贫贱之厄，中以保身长全"。孙思邈在《备急千金要方》中也提出了"二仪之内，阴阳之中，唯人最贵"的思想，并反复强调"人命至重，有贵千金""全生之德为大"。"医乃仁术"是对人文精神的高度总结，"济世仁民"是古代医家的重要理想。要求医者有强烈的仁爱之心，把是否具有仁爱之心作为习医、从医的前提和基础，这是古代医家的共识。

（二）人才观

医者的根本任务是以术治人，医者的对象是"至贵之人"。医学本身又是"至精至微，变化无穷"的学问，故古代医学教育高度重视从医者的综合素质，为医学人才树立了较高的标准。《医门补要》指出："医贵乎精，学贵乎博，识贵乎卓，心贵乎虚，业贵乎专，言贵乎显，法贵乎活，方贵乎纯，治贵乎巧，效贵乎捷。知乎此，则医之能事毕矣。"德高术精是古代良医的标配,医德双修是古代中医教育的优良传统。其中《黄帝内经》是我国最早论述医学人才德术标准的著作,在此之后,许多医家和医著对此问题都有相似的论述。

(三) 医德观

"不为良相,便为良医""上医医国、中医医人、下医医病""利济群生""传承医道""誓愿普救天下含灵之苦"。古代医家大多是在这些充满着医学人文思想的道德志向的指引下,走上悬壶济世、造福苍生的道路的。他们的共同特点就是都具有坚定的职业志向和崇高的奋斗目标。

(四) 育人观

我国古代医学教育注重与传统文化教育相结合,医学教育与人文素质教育并重是中医教育的传统特色和优势。在古代的医学教育中,医术的学习不单纯是技术性的提高,而是将医术的传授与习医者道德品质的塑造及文化素质的提高有机地联系起来,并贯穿学习的始终和行医的整个生涯。

三、中医人文特征

中医学植根于中国传统文化,产生于现代科学技术形成之前,其哲学思想、思维模式、价值观念及发展规律与中国传统文化一脉相承,具有明显的人文特征。中医学的人文属性贯穿中医理论体系的各个方面。

(一) 中医理论超越形态结构

中医理论不能靠实证方法得出,比如气,从天到地(节气、瘴气)、从自然到人(暑气、志气)、从个人到社会(力气、风气)、从人体到人品(卫气、骨气)、从意识到行为(胆气、布气)、从精神到物质(神气、水气)等,气无处不在,没有形态结构,不可分割。中医学理论中的概念、范畴和原理都是以气为基础,由气而发生,用气的运行来解释、说明一切生理、病理现象,如"正气存内,邪不可干,邪之所凑,其气必虚"。

(二) 中医观念强调整体观念

中医人文文化对医学模式的认识是"天人合一,形神合一"。这种人与自然的统一,形(身)与神(心)的统一可以说具有现代生物 - 心理 - 社

第二章 中西医学术思想

会医学模式的雏形。中医认为人是一个有机整体,一方面与外界有机地联系在一起;另一方面自身也是一个不可分割的统一体。中医重视人的禀赋、体质、七情,以及社会环境、自然环境对人体健康与疾病的影响。体自然之道,用自然之物,尽自然之力,全自然之功。

(三) 中医思维模式主张万物类比,重视直觉体悟,知外而揣内

中国古代医者认为,考察脏腑活动的外部征象,即可推知其内部状况,而不必剖腹破胸去直接观察。这就是说察其外而知其内,有诸内,必形诸外,"脏腑"虽隐而不见,然其"象"必显之于体外。即通过外部联系对人体的一切生理功能、病理变化及从天地万物的观察思考中推导出来,而不是解剖分析,结论是或然性判断而非实质性揭示。中医学中的藏象学说就是以此为主要方法来揣测、分析、判断内脏的情况而建立起来的。

(四) 中医治疗原则主张调和平衡

中医的一切病证,不论虚寒实热、阴里阳表,都是失调;一切治法,不论攻补,目的都是促使机体恢复平衡。这也反映了中国古代儒家的中庸之道,道家和而不争的理想境界。

四、中医人文优势

中医能够薪火相传、推陈出新、流传至今,究其原因在于其始终根植于中国传统文化并融入中华民族的精神内核之中,能够得到整个民族的文化认同,在于其始终根植于民间的沃土之中,积淀下深厚的民众基础。中医至今依然能表现出它自身的人文优势,如中医的价值观念、思维方式及技术手段等。

(一) 中医价值观念体现人文性

1. 以人为本的道德观

中医学倡导"医乃仁术","仁"是古代儒家思想的最高道德准则。古人认为医学为"人命所关",是一种救治活人的方法和技术,故被称为"生人之术""仁民之术""仁人之术",统称为"仁术"。术乃仁之象,仁乃术之本。中医的"天人合一""辨证施治""形神兼养""治未病"等观念无不体现"以人为本"的价值取向和人文精神。尤其是养生保健领域的"治

未病"观,更是以其独特的优势体现了中医学"防寓于治,防治结合"的思想。其根本宗旨是维护人类的身心健康,促进生命活力。

2. 恬淡虚无的名利观

中医与道教、佛教等都有深厚的历史渊源。许多治病救人的名医都是非常淡泊名利的。有辞官不做的钱仲阳、李时珍,更有皈依佛门的竹林寺僧、拒绝入世的葛洪、铮铮铁骨的傅山等。这些人都是隐居山林,不问世事,不慕权贵,一心治病救人的名医。这些医家追求的人格目标是博施众济,而个人生活崇尚简朴,所以不会挟技以邀财、吝术以自贵。

3. 孜孜不倦的实践精神

中医作为一门临床医学是离不开实践的,积累经验、总结规律是成功的必经之路。许多医家在这个方面身体力行,抱着为科学献身的精神,不断探索求知,为我们留下了宝贵的医学遗产的同时,他们的实践精神,更是值得我们敬仰。神农尝百草、李时珍撰《本草纲目》等都体现了他们的实干精神、实践精神和忘我的奉献精神。

4. 扶正祛邪的责任感

"扶正祛邪"是中医的著名理论。"正"是指人体内的正气,用于抵御外邪,维护健康;"邪"是指病邪,是致病因素。"扶正祛邪"是指在日常养生保健和治疗疾病中,要遵守的基本法则。引申到社会责任方面,也是相同的。扶植、支持正义的力量,对于歪风邪气要给予大力的打击和根除。相信中医"扶正祛邪"的理论,会像治病救人一样深入人心,影响世人,为社会和谐做出贡献。

(二)中医思维方式体现人文性

中医思维方式的人文性,侧重于在中医学思维方法指导下的具体实施过程中所表现出的以人为本的特性。考察整个中医学术理论体系,其中最根本、最坚硬、最不易改变的基本假说和基本原理当属元气论和阴阳五行学说。

中医学认为,"气"是一切物质的起源,因此"元气论"是其对物质认识的肇始,包括人的情感思维、精神情志、致病因素、疾病发生和转归的过程,以及药物的寒、凉、温、热四性,都与气有着紧密的联系。中医学在元气论思想的影响下,以气化学说为基础来理解人体生命活动(气化即气的运动变化过程),认为气化是人体生命活动的存在形式,气化异常则生病,

第二章 中西医学术思想

人的疾病在本质上是功能性的。

中医引入阴阳学说，阐明人体脏腑器官、气血津液、经络运行等的生理功能和病理变化，使人类对自身有了明确的认识和把握。世间万物均有阴阳之分，在人体生理方面，阴阳共处一个统一体中，既相互依存，又相互制约，二者协调平衡，共同完成生命活动。病理方面"阴阳反作，病之逆从"，人体内原来维持的相对动态平衡被破坏，机体内部的自行调节又不能使其恢复，便有了病。治则方面是"谨察阴阳所在而调之，以平为期"，即调整阴阳，恢复固有状态。中医用五行学说来描述五脏六腑之间相互作用的关系。"顺次相生，隔一相克"的理论，是对人体各脏腑器官组织结构之间的相互联系和协调平衡的解释，同时也反映了各脏腑之间在病理方面也会相互影响。受五行理论的影响，中医将人体构造、器官功能及彼此协调关系皆纳入五行之中，得出了五脏、五腑、五官、五体、五志、五液、五脉等概念，同样，中医在认识自然界时，认为凡属于同一五行属性的事物，都存在着相关联系，于是五季、五方、五气、五化、五色、五味、五音也就由此产生。

张树泉教授认为以上中医的思维方式均表现出人文色彩，这种思维方式是中医学构建基本理论体系最重要的方法，同时使中医学具备了可以被准确认识、学习、传承和创新的基础。

（三）中医技术手段体现人文性

中医运用四诊的方法辨析错综复杂的病变信息，从望神色形态、听声音、视喘息、问病情根源直至切脉辨证，都没有离开天地阴阳和四时气候变化对人体疾病产生、发展、变化的影响。中医始终将人置于大自然中，将人看成是大自然的一个组成部分，人和自然共同构成了一个整体大系统，即强调整体观，天人合一。这种人与自然的统一，形（身）与神（心）的统一，可以说具有现代医学模式的雏形。四诊虽各具独立性，但在整体上又是密切联系的，因为中医充分认识到人体各组成部分是相互联系、相互影响的，是一个有机整体。通过望患者的神色、形态；闻听患者的呼吸及所发出的各种声音；问患者的自身感受；切察患者脉象，抚按肌肤手足。然后将四诊收集的资料综合为患者表现的一系列症状、体征，并结合环境中可能影响疾病发生、发展、变化的因素，全面深入地分析疾病的本质，以做出正确的诊断，给予相应的治疗措施。

中医学在临床实践的过程中，采用了"司外揣内""援物比类"及心法、顿悟、试探和反证的方法，以及诸如"釜底抽薪""提壶揭盖"等具体的手段。从整体上考察，贯穿《黄帝内经》的一个主导思想"法天则地"，即治病要取法于天地自然之规律，是基于"人与天地相参"的观念而总结出来的预防和治疗原则。"法于阴阳，和于术数""不治已病，治未病"，集中体现了天、地、人的共同法则。

中医根据对人自身机体自然痊愈功能的认识，提出了相应的治疗原则。这些原则的宗旨最终都是依靠人体自然痊愈功能这一作用，以取得身体的康复。因此中医主张，"病为本，工为标"，即指在医疗过程中患者是最主要的，医生是次要的。张树泉教授强调在治疗过程中，医生应始终以患者为核心，全面考察患者的社会背景及心理情况，而不能把目光局限在当前患者的临床表现上。正如《素问·汤液醪醴论》提到："精神不进，志意不治，故病不可愈。"医生的诊疗效果在某种程度上也取决于患者的精神状态。如果患者情志不佳，心神不调，疾病也不会得到好转，所以中医要求医者在治疗时，尽量有效地辅以情志开导，通过调动患者精神状态来增强疗效。

第三节　不同哲学观下的中西医学

一、中医学的哲学观

在医学发展的早期，不论是东方还是西方，观测手段还不完备，还没有能力探测人体内部的奥秘，应用的观点和方法都是整体观念。中医学的阴阳五行学说、脏腑经络学说、气血津液学说和天人合一学说把人体内部连成一个整体、把人体和周围环境连成一个整体来考察彼此间的作用和影响，通过改变某一局部而达到调整整体的效果。

西方古代医学采用的也是整体观的思维模式。在希波克拉底学派，整体观念也是其主要的特点，它强调人体本身是一个整体，体内各器官互有联系，一种疾病可累及全身，而人体与外界不可分，外界气候、地域、水和空间等对健康和疾病均有影响，指出某些疾病多见于某些季节，如夏天多痢疾等。

根据自然界元素组成万物的观点，唯物地解释人的生命现象是中医学和西方古代医学共同的特点。例如，中医学的阴阳五行学说（金、木、水、

第二章 中西医学术思想

火、土）；恩培多克勒提出的四元素说，认为万物（包括生命）皆由地（土）、水、火、风（空气）四元素组成；印度医学的三体液学说（气、黏液、胆汁）；希腊医学的四体液学说（血液、黏液、黄胆汁、黑胆汁）。他们都认为阴阳或体液平衡即构成健康，不平衡或偏胜则产生疾病，治疗就要纠正偏胜，恢复平衡。

二、西医学的哲学观

在古代西方，西医学的哲学观与中医学的哲学观是一致的，都坚持整体观和唯物观。直至中世纪（欧洲中世纪指公元5—15世纪）末叶，西方爆发了文艺复兴运动。这场运动首先在意大利兴起，然后传遍整个欧洲。文艺复兴运动强调思想自由和个性解放，不受权威羁绊，号召人们通过联系实际"寻找真理"。这场运动促进了自然科学的解放，使自然科学得以诞生。西方古代医学在西方自然科学的带动下，一方面继续坚持唯物观，认为自然界是物质的，不依赖于人的意志而客观存在的；另一方面暂时抛弃了整体观，采纳了自然科学的还原论和机械论的观点，在人体解剖学方面建立了基础研究。西方现代医学就是在16世纪的解剖学基础上，经过17世纪的生理学、18世纪的病理解剖学，以及19世纪的细胞学、细菌学等的发展，再到19世纪末和20世纪的临床医学的发展，才成就今日的医学科学。

三、中西医学的不同哲学观

中医学自《黄帝内经》开始一直到现在，唯物论贯穿始终。在中世纪以前，西医学也一样坚持唯物论，然而历史发展到中世纪，西医学一度被神学所控制，坚持唯心论，发展渐趋停滞，甚至倒退到原始医学的时代。直至文艺复兴时期，西医学重新坚持唯物论才得以发展。这说明，唯物主义哲学观是中、西医学得以发展的前提，也是自然科学发展的前提。

在西医学处于黑暗时期时（西方中世纪），对比来说当时中医学正处于唐、宋、元、明这几个朝代，是中医学辉煌、普及、发展的时期，医学水平遥遥领先。然而，自19世纪以来中医学的发展遇到了瓶颈，进入了慢车道，其发展趋于缓慢。虽然自然科学已传入中国，但对中医学的影响甚微。

相反，西方现代医学在还原论和机械论的指导下，以及自然科学发展的带动下，从人体解剖学，到生理学、病理解剖学，再到细胞和分子学，一步一步地从整体到器官，并向微观发展。机械唯物主义在研究自然科学时虽彻底贯彻了无神论思想，但把各种客观事物的属性都看作是机械作用的结果，通常把每一个物体从周围事物中隔离开来，孤立研究，因此西方现代医学在发展过程中难免出现了局限性和片面性。例如，只看到患者体内的病原体，看不到被病原体感染的患者。在临床治疗时，追求用特效药、单一剂量、同样的给药方式来杀死或驱除病原体，不能因人而异、因时而异、因地制宜，来治好所有患者。

不过进入20世纪以来，西方现代医学在坚持还原论的哲学观向微观发展的同时，也注重了整体的哲学观，正不断向宏观发展。他们在分析健康和疾病时，也强调综合的重要性，如神经-体液-内分泌生物调控学说、应激学说、稳态学说的创立，特别是生物-心理-社会医学模式的建立，以求摆脱重分析、重局部、脱离社会和把人当作动物的局限性，也突破了将形态与功能截然割裂的状态，出现了结构与功能相联系的新方向，重新开始重视整体观指导下的医学模式。此外，随着分子生物学、生物信息学、疾病管理和人类基因组解释等方面的发展，西方现代医学正尝试进行个体化医疗变革，试图改变全球医疗健康行业，最终带来个体化用药、个体化治疗。

综上所述，中医学的发生、发展与哲学思想密切相关，由于基本能满足临床现象的解释和受尊古崇经儒家思想的束缚，中医理论体系相对封闭，较少发展变化。西医学早期受哲学思想影响较大，但是到后来主要受自然科学的影响，并不断从自然科学中吸收新成果。19世纪以来，物理学、化学、力学等许多重要的理论和成果，都直接运用到西医学中，促成了病理学、微生物学、药物化学等多学科的形成。可以毫不夸张地说，没有自然科学，就没有西方现代医学。不过，由于受机械论的影响至深，西方现代医学依然存在用力学的尺度来衡量有机过程和生命的现象。总之，中西医学都要在唯物论的指导下，不断发展，不断进步，为人类健康做出贡献。

第四节　中西医结合理论新体系的构建

中西医结合理论新体系是各个层次群体最认可的中西医结合定义之一，反映了大家对中西医结合未来的期盼，期盼中西医能相互融合，孕育出"汲取了两者之长"的中西医结合医学，建立起中西医结合理论的新体系，以期进一步挖掘出中医学或西医学均难以发现的生命规律，将其应用于临床后，实现进一步改善患者生存质量和延长生存期的医疗目的。

第二章 中西医学术思想

一、理论新体系的研究对象是生命而不应是中医中药

张树泉教授认为，无论是中医学还是西医学，它们的研究对象均是人体生命。不管它们基于何种理论，采用何种手段，均是在试图探寻人体生命的奥秘，差别只是最终表现在发现人体生命规律的多少上。谁发现得多、利用得多，自然临床治疗的面就广、成功率就高，市场占有率当然也高。然而，纵观半个多世纪的中西医结合研究，其研究对象一直是中医中药。从中医学理论的解释与验证，到挖掘、整理中医药学遗产，再到中西医结合临床治疗，无不是采用现代科学技术、思路和方法去研究中医中药，然后用西方现代医学术语将中医学所发现的生命规律表述出来，导致所取得的研究成果只是丰富了现代医学。部分学者认为这样的中西医结合研究是把中医学里面的精华转化到了西方现代医学体系里去，就整个生命体系而言并没有太多新的发现。

如果希望中西医结合研究能够在生命规律方面有突破性的进展，那么首先就必须将中西医结合的研究对象从中医中药转变成生命；然后，汲取中医和西医各自的长处，构建中西医结合理论新体系，并用此新体系去发现新的生命规律；最后，利用这些新发现的生命规律去发明、创造新的临床治疗方法。只有这些都做到了，中西医结合才能成为一门独立的医学，也就是中西医结合医学。否则中西医结合就只能成为中医和西医之间的"桥梁"。

在中西医结合成为一门独立医学的过程中，中西医结合理论新体系的构建是重中之重。这个理论新体系要有不同于中医和西医的方法论，否则也无法挖掘中医或西医均难以发现的生命规律；但同时又需要有中医和西医的身影，否则也无法称之为中西医结合。张树泉教授认为，这些条件可以成为中西医结合理论新体系构建成功的标准。

二、中西医结合理论新体系拟采用的方法论

"取象比类"和"黑箱法"是中医学研究人体的两个主要方法。"取象比类"是将人体内部生命活动现象的问题巧妙地转化为自然、社会运动现象的问题，把自然界和人类社会总结出的规律运用到人体身上，从而在科学技术水平较低的情况下依然可以从整体上把握认识人体生命，是构建中医基础理论的主要方法。"黑箱法"类似于"控制论"中的"黑箱理论"，是中医临床实践的主要方法论，其通过对大量输入、输出信息的反复比较分析，

推导出人体"黑箱"里面的规律和特性，实现对内部复杂结构或目前尚不能分解的系统或事物的认识和控制。与中医学完全不同的是，西方现代医学研究人体采用的是"白箱法"，在还原论和机械论的指导下，研究人体遵循四句话：人体是由物质构成的；物质是无限可分的；物质和物质之间是相互作用的；物质在体内的水平是动态平衡的。西医的基础医学与这四句话密不可分，如"物质是无限可分的"致使西医对人体的认识从宏观的整体、器官水平，逐步迈向微观的组织、细胞和分子水平；"物质和物质之间是相互作用的"推动了人们对构成人体物质的深层认识，特别是在分子水平上认识到了物质和物质之间的关系，产生了诸如生物化学和分子生物学等基础医学；而"物质在体内的水平是动态平衡的"将物质和物质之间的关系编织成了一张复杂的正负调控网络，促使西医将稳态破坏或调控网络紊乱作为认识疾病的出发点，推动了诸如病理学和病理生理学等基础医学的发展。总之，西方现代医学基于"白箱法"，从微观物质的角度对人体的认识已经达到了相当的高度。

中西医结合理论新体系的方法论既要不同于中医和西医，又要有中医和西医方法论的影子。从表2-1可以看出，"取象比类"结合"白箱法"或许是一个选择。"白箱法"促使人们从微观物质的角度去认识生命，但生命未必就只有物质，或许还有非物质的成分存在。就像人类社会除了有物质，还有架构在这些物质上的非物质成分，如历史、文化、宗教、法律、制度、价值观等。尽管取象比类只是一种逻辑思维方法，按照这种思维方法提出的假说未必正确，但它提供了一种发现新的生命规律的思路。就此设想，中西医结合理论新体系可以是"取象比类"加上"白箱法"，结果可能会产生完全不同于中医及西医的新医学体系。

表2-1 中西医结合理论新体系

	中医学	西方现代医学	当前的中西医结合研究	中西医结合理论新体系
研究对象	生命	生命	中医中药	生命
哲学观	唯物	唯物	唯物	唯物
方法论	"取象比类""黑箱法"	"白箱法"	"白箱法"	"取象比类""白箱法"

第三章 中西医融合脑病研究的理论

第一节 基本概念

一、中医对脑的认识

中医学理论认为，脑为髓之海，脑是由髓汇集、充填而形成的；髓由精化生，而精则生于肾。

脑为奇恒之腑，清灵之脏，所以五脏六腑的虚实直接影响着脑的生理代谢和功能；脑与气血的运行、津液的循环及经络的通畅都有着密切的关系。

脑是人精神、思想、意识活动的物质基础，是思想意识活动的枢机，是精神活动的控制系统。脑主神明，从感觉、认知、记忆、思维到情志、情感、聪慧、欲望等无不由脑来主宰完成；脑指挥全身的运动、语言及各个感官系统……总之，脑是认知世界，调节人体各部位保持整体协调发展和运转，维持人与自然、社会、环境保持稳定、和谐的中枢。

二、中医脑病的范畴

中医所谓的脑病泛指西医各种神经性、精神性及功能性、心理性疾病，包括神经症、癫痫、精神病、帕金森病、脑瘫、脑积水、脑炎、儿童多动症、抽动秽语综合征、癔症、梦游、焦虑、抑郁、躁狂、偏执、妄想、恐怖、疑病、强迫症、舞蹈症、五迟、五软、智力低下、发育迟缓、重症肌无力，以及头痛、眩晕、失眠、多眠、脑鸣、耳鸣耳聋、相思病等心理障碍疾病，还有脑出血、脑萎缩、脑动脉硬化症、脑梗死、偏瘫等病证。简而言之，凡是脑的器质性和功能性病变都属于中医脑病的范畴。

三、各种脑病的特点

（一）精神疾病

凡言语、思维、行为有异常的都属于精神障碍，也称精神疾病。精神疾病类属中医之神志病，包括癫、狂、郁、痫、失眠——西医将癫痫划入神经类疾病。精神疾病从广义上细分有100多种，从类别上大体分为精神分裂症（狭义上的精神病）和神经症，包括抑郁、躁狂、焦虑、疑病、恐怖、偏执、妄想、痴呆、失眠、强迫症、癔症、更年期综合征、神经衰弱、心理障碍等。

西医把精神病（包括神经症）分为抑郁和兴奋两类，而且西药以抑制神经的镇静药和刺激神经的兴奋药为主，这类化学药品不良反应很大，按国家医疗规范，治疗2～3个月就要做一次肝、肾功能检查，以防止损伤肝、肾。如果患者对药物逐渐产生依赖性（一旦停药很快发作）就不能从根本上解除病患。而传统中医却能从人的五脏六腑、气血、津液等方面进行辨证寻因，采用"八法六药"进行针对性用药，或泄，或补，或调，或疏等，从根源铲除病患，患者康复后一般不会复发，而且药物以中草药为主，不良反应少，无药物依赖性。

（二）癫痫

癫痫俗称羊角风，属中医之痫病，是脑神经紊乱造成的神经元异常"放电"的病证。发作后患者出现软弱无力的症状，在睡眠中发作则更为危险。如病情延误太久或服用西药时间过长（西药多为镇静类神经阻滞药，只能控制病情，不能从根源上铲除病患，且服用时间太长，不良反应大）可能会造成肝、肾严重伤害。

（三）帕金森病

帕金森病也叫震颤麻痹，属中医的颤病，有些帕金森病属痿证、痹证。是一种中老年人易患的脑神经功能性病变，其典型症状是静止性震颤或僵硬麻痹、行为缓慢。该病在西医界属医学难题，中医通过分析该病的病因病机着手治疗，具有独到确切的治疗效果。

第三章　中西医融合脑病研究的理论

（四）脑萎缩

脑萎缩是指脑组织结构体积缩小的一种慢性进行性疾病，主要表现为记忆力减退、情绪不稳、思维能力减退、注意力不集中等。严重的脑萎缩会发展成痴呆，脑萎缩一般因脑腑亏虚造成，而脑腑亏虚一般是痰阻、血瘀、心虚、肾亏等因素所致。

（五）脑动脉硬化症

脑动脉硬化症是一种血管病理性病变，指脑动脉发生弥漫性的粥样硬化，管腔狭窄，小血管闭塞，从而使脑的供血量减少，使脑神经功能出现障碍而引起一系列神经与精神症状。

（六）脑梗死

脑梗死是由于脑部供血不足，或因血液黏稠、脑血管狭窄造成的脑部血液流通不畅或闭塞的病变。脑梗死分为缺血性脑梗死和出血性脑梗死，属中医中风（脑卒中）范畴。中医治法一般是以活血（或破血）化痰、化瘀通络为主。

（七）痴呆

痴呆也叫失智症，是以呆、傻、愚、笨为主要临床表现的一种神志病，常见少儿痴呆（弱智）和老年痴呆。中医通过辨证其痰瘀的属性及虚实的部位，祛其瘀阻，补其不足。

（八）脑瘫

脑瘫又叫脑性瘫痪，一般因出生前、出生时及出生后脑神经受到损伤，或因感染、出血、缺氧、外伤等引起的脑神经未发育好而造成脑功能病变。多表现为双侧下肢或单侧肢体的瘫痪、偏瘫、四肢瘫痪。西医从症状上把脑瘫分为痉挛型、肌张力不全型、手足徐动型、共济失调型、强直型、震颤型和混合型等，中医认为脑瘫属痿证，或五迟、五软、五硬等。

（九）脑积水

脑积水是指脑室内有大量的脑脊液潴留而造成的病理性病变，分先天性脑积水和后天性脑积水，先天性脑积水大都因脑腑先天发育不良造成；后天性脑积水多因高热、感染、外伤等造成。总之，脑积水大多责之于先天不足、气血亏虚，或内伤，或外邪侵入，或受伤，造成经络瘀阻，水湿停聚。中医属湿证，治疗以除湿为关键。

（十）五迟、五软（五硬）

五迟是以立、行、发、齿、语的发育迟缓为特征的病证，婴幼儿多见。本病由于先天禀赋不足、后天调护失当，脾肾不足，累及五脏，进而影响生长发育，出现五迟证候。

五软是指头项、口、手、足和肌肉软弱无力，是小儿生长发育障碍的疾病。多因先天禀赋不足，后天调护失宜，致脾肾两亏，气血虚弱，四肢肌肉失于充养而出现软弱无力的症状（五硬是以小儿头项硬、口硬、手硬、足硬和肌肉僵硬及伸屈不利为特征的疾病，多因先天禀赋不足，元神不振，生后感受外寒引起的。此病证很少见，多发于婴幼儿）。

（十一）重症肌无力

此病是因脑神经发出的讯号不能正常传递给肌肉，肌肉丧失收缩功能而导致的肌肉颤动、软弱、容易疲劳。临床特征是身体的局部或全身肌肉在活动时易疲劳无力，经休息或用抗胆碱酯酶药物后可以缓解。该病属于神经瘀阻症，辨证属痿证、脾气下陷等。

（十二）注意缺陷多动障碍

注意缺陷多动障碍又叫儿童多动症，是一种少儿常见的脑功能轻微失调的病证。患者智力正常或接近正常，但活动过度，情绪不稳，冲动任性，注意力不集中。该病与先天禀赋不足或后天失养有关，一般责之于心、肝、脾、肾功能失调。注意缺陷多动障碍要及早治疗，以防病情向精神病方面发展。

（十三）舞蹈症

舞蹈症是一种以突发性的、不由自主的、反复性的舞蹈样异常动作为特征的运动性疾病，与抽动秽语综合征对比，没有发声抽动。抗风湿治疗有效，中医属湿痹。

第三章 中西医融合脑病研究的理论

（十四）耳鸣耳聋

耳鸣、耳聋、耳胀、耳闭这些症状（细菌性感染和耳部受伤等除外）都是因耳部微循环不良造成的耳部神经瘀阻症，属于脑功能失调，多发于中老年人。分慢性和突发性两种，中医多责之于心、肝、肾功能及气血的失调。

（十五）脑鸣

脑鸣是自觉脑部有蝉鸣或吼叫的声音，它与耳鸣的区别是，后者是耳朵内有响声，而前者是自觉脑内有响声。脑鸣的病因不外乎脑髓空虚、火郁、痰湿、血瘀等，一般从脉辨证，分证施治，脑鸣当可治愈。

（十六）眩晕

眩晕是目眩和头晕的总称，目眩是指眼目昏花或发黑，头晕是指头脑旋转，甚则站立不稳。内耳性眩晕即梅尼埃病，是以反复突然发作性眩晕为主，并以耳鸣、耳聋、耳内胀满感等为临床特征的一种常见疾病。

眩晕的病因主要是情志失常、劳倦过度、失血过多、饮食失节损伤脾胃，或因风、寒、湿而损伤脑络，该病与肝、脾、心、肾关系密切。梅尼埃病主要是由风、痰造成。

（十七）梦游

梦游是一种发生在睡梦中无意识的、自动性的活动，属睡眠障碍。主要表现为患者在睡眠中突然起床、行走或从事各种活动，经过一段时间后，自己返回床上或睡卧在外，醒后对其所为不能记忆。该病一般由肝郁痰火扰脑，或心肝血虚，或心肾虚而不能交通所致，表现为阴不涵阳、神色不安、魂不归附、浮越外游。

（十八）脏躁

脏躁是以精神抑郁，心中烦乱，无故悲伤欲哭、哭笑无常、呵欠频作为主要表现的神志疾病。常由精神因素诱发，女性多见，往往因机体阴阳失调、气机紊乱造成，主要由阴虚、血亏、五脏失养、五志之火内扰，导致神不守舍。

（十九）梅核气

梅核气是情志内伤、气机不畅所致的一种神志病，以咽中似有梅核阻塞感为特征，常伴有心烦、心悸、怔忡、健忘、不寐、惊恐、胸闷、周身不适等症状。该病是由于气机郁结、肺胃宣降失常、痰涎凝聚、痰气交阻、上扰脑神导致的。

（二十）癔症

癔症又称歇斯底里，通常指由精神刺激或不良暗示引起的一种精神障碍。多数为突发性疾病，表现为短暂的精神失常或感觉、运动障碍，但无器质性病变。该病病程短，但易反复发作。在症状的发生和治疗过程中，暗示常起到重要作用。中医认为，癔症与痰、瘀、风、虚等因素关系密切。

（二十一）痿病

痿病是中医病名，以肢体软弱无力，筋脉弛缓，甚者肌肉萎缩为主要表现。该病是由于邪热伤津，或湿邪浸淫、筋脉弛张，或气血不能濡养四肢筋脉导致，多发于下肢。

第二节　病因病机

一、病因

脑病的病因有很多，可分为两大类：外因、内因。

外因有六淫，即风、寒、暑、湿、燥、火。风为阳邪，风邪袭脑，可致头痛、眩晕、角弓反张、口眼歪斜、抽搐、高热等；寒邪入脑，则引发头痛、高热、昏厥等；暑可致头憒、头晕等；湿邪为阴邪，湿邪侵脑，可致痰湿、湿热瘀阻神经，清阳不升，会致脑腑虚弱，造成神志不清、脑萎缩、脑梗死、痴呆、痿病、癫痫、精神病等；燥易伤津液，津亏血衰，脑神失养，可致失眠、神志失常、四肢痉挛等；火为热之极，火邪侵入，可致心烦、神昏、神志不安、躁狂、抽搐、角弓反张等；另外还有疫疠，疫疠属"温毒"，是一种传染性疾病，可致神志异常、精神紊乱、脑炎等。

内因有七情，即喜、怒、忧、思、悲、恐、惊。七情过甚，就会扰乱五

第三章 中西医融合脑病研究的理论

脏六腑的功能，必然会伤及脑神而致病。喜泄心气，心就像水泵，人的周身包括脑腑的血液循环全靠心脏这个泵，心功能虚弱了，就会使脑失所养，造成神志不清、睡眠不好等；怒会引起肝火上升，致使狂越妄动、情志失常、狂躁发疯等；忧伤神，可致悲观消极、神昏头晕、抑郁、失眠等；思伤脾，脾主运化，运化不达，可致脑气不足，造成脑萎缩、精神失常及痿病、痉挛等；悲伤肺，肺气不宣、肺气虚就推动不了血行大脑，造成脑腑虚损而引发精神失常、脑萎缩、中风等；恐伤肾，肾精不足，安可生髓，髓少怎可补脑汁；惊伤志，情志不安而致气血逆乱，气血逆乱则脑神失常。内因还包括气血、津液、痰浊、血瘀等方面的问题，以及五脏六腑的功能失常等因素。这些因素是脑病辨证的关键，也是脑病的主要病因病机。

除内因、外因外，还有外伤、饮食、睡眠、劳逸（包括房劳、手淫等）、毒、虫、遗传、产时状况及后天营养、疾病（其他原发疾病也会引发脑病）等，也能造成脑腑病变。

二、病机

人类对脑的研究仍然处于初级阶段，不管是中医还是西医。因为脑是人体之中最神秘、最复杂的器官，有太多太多的谜底至今未能解开。

中医对脑的研究早在《黄帝内经》即有记载，后来经过汉、唐、宋、元及明清的张仲景、陈无择、李时珍、王肯堂、张石顽、王清任等众多医家逐步地深入研究，特别是现代融进西医学中生理解剖学的研究成果，使中医对脑病的研究取得很大的进展，总结出许多新理论和治疗经验。

就目前中医学对脑病的研究认识而言，脑病的病理大体可分以下几方面。

（一）正虚邪犯

人体正气不足，抵抗力下降，外邪乘虚而入，致使脑腑病变。如六淫（风、寒、湿、暑、燥、火）及疠气等，都有可能侵入脑致病，造成头痛、头晕、眩晕、耳鸣耳聋、狂证等。

（二）情志失常

人体虚弱时，情志（喜、怒、忧、思、惊、悲、恐及志、趣等）的失常也能导致脑病，如头晕、失眠、发狂、抑郁、恐怖、精神错乱等。

(三) 气血失常

脑的生理功能需要气血津液的濡养。气血不足，不能荣养于脑，使其功能紊乱，就会出现头晕、头痛、失眠、神志异常、癫狂、脑萎缩、脑梗死等；气血逆乱更是造成精神错乱的直接病因。

(四) 阴阳失调

阴虚阳亢，虚风扰脑，就会造成头痛、眩晕、失眠、中风等；阳虚阴滞，也会促使湿毒、痰饮等产生；清阳不升，脑腑失养，则脑失神明，昏昧不知，精神错乱。

(五) 血瘀和瘀血

血瘀不是瘀血，血瘀和瘀血是有区别的。血瘀是血液循环慢，而瘀血是血液停滞瘀积，二者虽有不同，但性质相类（瘀血也有可能是外伤所致）。脑腑内不管是血瘀还是瘀血，脑神经都会受到严重影响，血液循环慢了或停滞瘀积，就会导致麻木、头痛，甚至中风、偏瘫、精神紊乱等。

(六) 痰浊瘀阻

痰浊瘀阻脑腑，就会出现蒙昧脑窍、神志不清、昏昧不知、行为缓慢等症状，痰瘀严重就会造成失眠、神经症、癫病、痫病、帕金森病、痴呆等。

(七) 湿瘀脑腑

不管是外因还是内因，不管是先天还是后天造成的水湿瘀积脑腑，脑神经的功能都会受到影响，造成脑积水、脑瘫、癫痫、帕金森病、头晕等。

(八) 肝风上扰

肝风上窜脑腑，会扰乱脑神经正常的生理和工作环境，使脑神经功能产生异常，如头痛、眩晕、耳鸣耳聋、中风、癫痫、帕金森病等。

(九) 火热炎脑

火及热有内外之分，但不管是内因还是外因，都能炎灼于脑，致使高热、神昏、抽搐，甚者精神紊乱、狂躁、胡言乱语、叫骂不休、衣不蔽体、

第三章 中西医融合脑病研究的理论

越墙登高、打人毁物等。

（十）五脏六腑的失调

五脏六腑不管是哪一个脏腑出了问题，都会影响到脑腑的正常功能。如心血虚就会造成脑部的供血不足，出现头晕眼花、失眠等；心气虚就会使人心悸、胆小、坐卧不宁、神思恍惚、疑心重重等。肝血虚，会头晕、眼干、四肢麻木、失眠等；肝阳上亢能造成虚风上扰脑腑，造成眩晕、中风、偏瘫、震颤等；肝气郁结，会造成心情不畅、压抑、悲观消极、精神萎靡、忧心忡忡，甚至神志紊乱等。脾主运化，主升清，所以脾虚不运或不升清，就会造成大脑的气血来源匮乏，进而影响脑功能的正常运转，导致头晕、失眠、紧张、情绪不稳、脑瘫、重症肌无力等。肺主气，气乃血帅，肺气虚无法推动血液上头营脑，造成气滞血瘀，记忆力减退、意识不清，甚至脑萎缩、脑梗死、偏瘫、精神疾病等。中医认为，肾生精，精生髓，髓充脑，所以，肾虚就会出现头晕、耳鸣、记忆力减退、痴呆、脑发育不良等症状。

而各脏器的不平衡也会致使脑腑病变，如心肾不交会造成心绪不宁、坐卧不安、失眠。肝郁脾虚会造成痰湿、湿热，影响脑腑正常的生理功能而致病，如精神病、癫痫、痴呆等。肝肾阴虚，会造成视物昏花、头晕目眩、筋脉拘紧；虚极就会生风，风扰脑腑，进一步造成虚烦、失眠、眩晕、耳鸣耳聋、痴呆等。心脾两虚会使脑腑的供血不良，从而造成心悸、失眠、头晕、健忘、神经衰弱，以及郁证、痴呆等脑病。

第三节 证因论治

一、精神疾病

精神疾病的病因一般与情志、体虚有关，或因性压抑（特别是手淫），或因长时间的失眠，大脑得不到充分休养造成，其证因不外乎痰、湿、虚、瘀、郁、风、热、燥等，治法宜采用祛痰、除瘀、清热、润燥、化湿、疏肝、潜阳、补虚、息风等方法，再结合五脏六腑的阴阳虚实化裁。

二、癫痫

癫痫的病因不外乎痰、瘀、风、虚、惊、食、热、虫及先天因素（包括脑畸形、先天性脑积水、脑瘫等）、后天因素（包括脑外伤、感染、中毒等）。单纯性癫痫（除脑肿瘤、脑外伤、脑畸形、脑寄生虫、脑血管性等器质性继发性癫痫）一般与脑腑先天不足和后天失养有关，治疗上主抓肝风、痰浊、血瘀、郁火和积水等证机，之后再补虚就能治愈。而其他因素造成的癫痫则要综合考虑具体的病因病机。

三、帕金森病

帕金森病不外乎痰阻、血瘀、肝风和心肾虚四种病机，祛痰，破瘀，平肝风，补心肾，帕金森病就能很快被治愈。而对于帕金森综合征来说，就要考虑该患者原发病的病因病机，以及并发症的因素，多方面综合起来考虑。

四、痴呆

痴呆是心、脾、肾虚损造成的气血不足、痰瘀阻塞脑窍的病证，常见的有老年痴呆和少儿痴呆（弱智）。少儿痴呆多因先天禀赋不足造成脑亏弱智；老年性痴呆多因年老体衰，五脏六腑的功能虚弱造成气血亏虚、脑髓不充，或痰阻血瘀。不管是老年痴呆还是少儿痴呆，治疗均以祛瘀阻、清脑开窍、补虚为主。而其他原因所致的痴呆则要考虑原发病因和证机。

五、脑萎缩、脑动脉硬化症、脑梗死和偏瘫

脑萎缩一般是心、脾、肾的虚损造成长时间脑腑供养不足所致（脑血管长时间的供养不足也会因缺失营养而硬化，即脑动脉硬化症），而严重的虚损造成的痰瘀阻塞了脑窍就造成脑梗死。偏瘫一般是由脑中风（也叫脑卒中，系脑梗死的发作病证）引发的后遗症，中老年人易患，实证好治，虚证就要小心脑血管再次崩裂的问题。治疗脑梗死、偏瘫，要先祛其死血，再清其痰阻，最后再补其虚损，方能治愈。治疗脑萎缩、脑动脉硬化症，则用活血化瘀、升提清阳和补心肾的方法。

六、顽固性头痛

头痛的病因比较多，有内因、外因之分；而顽固性头痛则应从肝亢、虚风、风痰、血瘀等方面着手，阳亢潜阳，有风息风，有痰祛痰，血瘀除瘀，虚者补虚，就能铲除根源。

七、眩晕

眩晕的病因不外乎风、火、痰、瘀、虚五种因素,所以祛痰、息风、潜阳、除瘀、补虚是治疗眩晕的主要方法;而内耳性眩晕即梅尼埃病的证因多责之于风、痰,所以祛痰、息风、补虚是治疗梅尼埃病的要点。

八、失眠、多眠

失眠是一种五脏六腑功能失衡造成的阴阳失调的疾病,多责之于心、肝、肾,可见痰、瘀、虚、火。难治性失眠类属于神经症,进行针对性调治,再配以调节其他脏腑平衡的中药,顽固性失眠自然而愈。

多眠一般因阳气不足,湿困脾阳,或痰蒙神明,血瘀阻滞造成,循其证因配药就好。

九、梦游

梦游与心、肝、脾、肾功能的失调有关,一般有肝热、痰火、血瘀、心肾不交等证机,应从脉象寻因,辨证用药。

十、脏躁

脏躁的证机不外乎阴虚、血虚、肝郁、痰热、血瘀五种,从这些方面着手去辨证就能准确地判断证型,辨证施治。

十一、百合病

百合病的证机有虚热、痰热、上焦虚、心肾虚而不交等类别,一般以百合地黄汤或甘麦大枣汤为主方辨证化裁治疗。

十二、癔症

癔症有虚实之分,证因有肝郁、痰结、郁火、血瘀及虚证。虚者以补虚安神为主;实者以疏肝解郁、化痰、清火、息风、祛瘀为主,辅以心理、行为疗法。

十三、脑鸣

脑鸣的病因不外乎脑髓空虚、火郁、痰湿、血瘀等,一般采用补肾养脑、补心营脑、清宣郁热、燥湿化痰、活血化瘀等法，从脉辨证，分证施治。

十四、脑瘫

脑瘫的病因要从五脏六腑及气血、津液、经络方面入手，但该病病机大都是因痰瘀阻滞脑窍、清阳不升演变的痿证，以及先天禀赋不足所致的五迟、五软，或寒湿造成的五硬。当清脑窍除瘀阻，温阳益气舒经络。

十五、脑积水

脑积水是湿证，其证机不外乎脾肾不足、脾虚痰湿、血瘀阻络及热证。急则治其标，多祛湿利水；缓则治其本，温补脾肾。

十六、五迟

五迟的证机以痰湿、血瘀为主，所以祛痰、除瘀、通络是关键，然后再辨别五脏六腑的阴阳虚实加以化裁补虚。

十七、五软（五硬）

五软是虚证，气血及肝肾的不足是关键，所以与肝、脾、肾的功能及气血的运行有着密切的联系，临证以增补气血和调理五脏为主（五硬是因幼弱受寒造成的，治疗以温阳益气、活血化瘀通络为主）。

十八、痿病

痿病主要以四肢筋脉失于濡养，或邪热伤津，或湿邪浸淫、筋脉弛张为主要病因，临证可寻痰、瘀、湿、热及五脏六腑的虚实，所以治疗上以清热、祛湿、祛痰、除瘀、通络及调补气血和五脏六腑为主，辨证配伍。

第四节　中医治法

一、清热醒脑法

清热醒脑法是针对热闭脑窍造成的神志昏迷、牙关紧闭，兼有高热、谵语、抽搐、脉洪滑数等症状，用清热解毒及芳香开窍药治疗。方药：安宫牛黄丸、紫雪丹、黄连解毒汤、三黄解毒汤等。

二、温通醒脑法

温通醒脑法是针对突发性的昏迷、昏倒、神志不清，或伴有牙关紧闭、肢体抽搐、面色苍白、手足不温、脉沉迟等急症，证属阳虚者，以温通之法治疗。药用苏合香丸，温水送服或鼻饲。但中病即止，不可久服。

三、回阳救逆法

该法适用于阳气衰微的神志昏迷、不省人事、面色苍白、口唇青紫、四肢厥冷、周身发凉，或见大汗淋漓等，脉微弱。多见于晕厥、休克、心力衰竭等急症。方药：参附汤、四逆加人参汤等。

四、平肝潜阳法

平肝潜阳法适用于肝肾阴虚、肝阳上亢所致的头目胀痛、面红目赤、急躁易怒、心悸健忘、脑压高、眩晕、耳鸣、失眠等症。方药：镇肝熄风汤、建瓴汤、柴胡龙牡汤等。

五、平肝息风法

平肝息风法适用于治疗肝风内动、上扰脑腑证。肝风上扰主要症状有头痛、眩晕、肢体麻木，或猝然仆倒、角弓反张、颈项强直、神志不清、口眼歪斜，或舌强不语、半身不遂，或抽搐、震颤等。常见脑血管疾病、帕金森病、癫痫等。方药：天麻钩藤饮、羚角钩藤汤、栀子清肝汤等。

六、滋阴息风法

该法适用于真阴亏虚、肝木失养的阴虚风动证，除了有阴虚内热外，还有手足蠕动、肌肉或机体某个部位抽动、震颤或痉挛，脉细数或弦细。方药：大定风珠、三甲复脉汤、杞菊地黄丸、地黄饮子等。

七、化痰息风法

该法适用于痰浊挟带风邪上扰脑窍或横窜经络证，多用于头晕、头痛、肢体麻木、僵硬、震颤、脑水肿、脑炎、脑血管病、内耳性眩晕、耳鸣耳聋等。方药：半夏天麻白术汤、大秦艽汤等。

八、涤痰开窍法

该法适用于痰阻脑窍证的神志昏昧，喉中痰鸣；或痴呆，静而无言；或胡言乱语，举止异常；或兼昏倒，不省人事，手足抽搐等，苔腻，脉滑。方药：温胆汤、导痰汤、涤痰汤、礞石滚痰丸、白金丸等。

九、补气养血法

该法适用于气血亏虚造成的神疲乏困、气短乏力、头晕眼花、心悸失眠、自汗盗汗、怕冷、懒散不想动、苔薄白、脉细弱。多见神经衰弱、失眠多梦、健忘、头晕等。方药：归脾丸、八珍汤、补中益气丸等。

十、补心营脑法

该法适用于心血虚或心气不足造成的头晕、头痛、失眠、多梦、噩梦、健忘、头晕眼花、记忆力下降、胆小怕事、疑心大、多虑不安、心急心烦等，心脉细弱或短滑。方药：酸枣仁汤、柏子养心丸、安神补心丸、定志散等。

十一、补肾养脑法

该法适用于肾精亏虚、髓海不足造成的头晕、耳鸣、头空痛、腰酸腿困、智商低下、反应迟钝，或痴呆、行为缓慢等，脉双肾沉细无力。方药：左归丸、肾气丸、长寿丹、补肾荣脑汤等。

十二、活血化瘀法

该法适用于血瘀脑窍或瘀阻经络造成的面暗、唇黑、头痛、失眠、脉细涩等症状。多见于神经症、精神分裂症、脑动脉硬化、脑萎缩、脑梗死、中风、偏瘫、帕金森病、癫痫等疾病。方药：通窍活血汤、血府逐瘀汤、补阳还五汤、桃红四物汤、桃核承气汤等。

十三、疏肝理气法

该法适用于肝郁气滞造成的气机不畅、情志失调所形成的精神疾病及其他脑病。临证多见于精神病、神经症、癫痫、更年期综合征、心境障碍等。方药：柴胡疏肝散、逍遥丸、四逆散等。

第三章　中西医融合脑病研究的理论

十四、利水祛湿法

该法对脑积水、脑水肿等湿重水积或湿困脑腑的各种脑病、精神疾病有着利水除湿的效果。方药：五苓散、防己黄芪汤、苓桂术甘汤、真武汤等。

十五、镇惊安神法

该法适用于身体虚弱又遭惊恐引发的心悸、失眠、多梦噩梦、胆小害怕、脉象惕惕等症状。多见于神经衰弱、神经症、精神分裂症、惊厥、癫痫等疾病。方药：朱砂安神丸、柴胡桂枝龙牡汤、安神定志丸等。

十六、涌吐痰涎法

该法是采用药物引吐或用异物刺激等方法涌吐痰邪，达到疏通气机、排除滞留在上焦痰涎的目的。致病的痰涎排除了，脏腑之间的交通也就正常了，气血津液的循环也就好了，脑神经也就正常了。该法适用于痰滞上焦，或痰涎壅盛、喉中痰鸣、舌苔腻、脉滑之精神病、中毒性神志昏迷等。方药：三圣散、瓜蒂散等。

第五节　中医辨证治疗心脑血管疾病

现代医学认为，心、脑之间关系密切，两者之间通过神经反射、体液调节等来协调彼此的功能。临床实践发现，除了先天不足、感染等因素外，动脉粥样硬化常为大多数心脑血管疾病共同的病理基础，高血压、高脂血症、吸烟等引起动脉粥样硬化的危险因素及血液流变学的异常，会同时对心脑血管疾病产生影响，故调脂、控制血压、抗栓治疗、合理使用钙通道阻滞剂，既可延缓动脉粥样硬化的病情进展，又能治疗心脑血管疾病。中医学是我国医学体系的重要组成部分，中医学对心、脑的生理病理联系、病因病机及治疗方法亦有着深刻的认识。中华人民共和国成立以来，不少中医工作者在中医防治心脑血管疾病的实践中取得了举世瞩目的成果。多年来我们诊治心脑血管疾病立足于中医理论，同时注意跟踪、吸收西医学防治心脑血管疾病的最新进展及成果，在采用传统中医诊疗手段的基础上运用现代新理论、新技术、新方法解决临床疑难问题，取得了较为满意的疗效。

张树泉脑病临证经验选编

一、中医学对心脑血管疾病的认识

（一）中医学对心与脑生理、病理关系的认识

《素问·灵兰秘典论》云："心者，君主之官也，神明出焉。"指出心具有主神志的功能。所谓神，即人的精神、意识、思维活动，它不仅是人体生理功能的一个重要组成部分，而且在一定条件下能够影响人体各方面生理功能的协调平衡。《灵枢·本神》云："所以任物者谓之心。"指出心脏能够接受外来信息并做出相应反应。张介宾在《类经》中指出："心为五脏六腑之大主，而总统魂魄，兼该志意……此所以五志惟心所使也。"进一步明确了心脏调节人体精神、意识、思维活动的功能，指出心脏在人体生命活动中所起的重要作用。故《灵枢·邪客》云："心者，五脏六腑之大主也，精神之所舍也。"同时，心脏还具有主血脉的功能，《素问·五藏生成》云："诸血者，皆属于心。"血液依赖于心脏的搏动而被输送到全身，发挥其濡养的作用。心主神志的生理功能与心主血脉的生理功能密切相关，血液是神志活动的物质基础。《灵枢》云："心藏脉，脉舍神。""血者，神气也。"说明心因为具有主血脉的功能，所以才具有主神志的功能。因此，心主血脉的功能异常，亦必然出现神志的改变。

脑属于奇恒之腑，居颅内，为髓之海。明代李时珍曾明确提出脑与精神活动有关，谓"脑为元神之府"，清代汪昂在《本草备要》中有"人之记性皆在脑中"的记载。王清任在前人的基础上对脑的功能有了更深层次的认识。《医林改错》中记载："灵机记性在脑者，因饮食生气血，长肌肉，精汁之清者，化而为髓，由脊骨上行入脑，名曰脑髓……两耳通脑，所听之声归脑……两目系如线，长于脑，所见之物归脑……鼻通于脑，所闻香臭归于脑……至周岁脑渐生……舌能言一二字。"从而把忆、听、视、嗅、言等均归为脑的生理功能。

近代不少医家结合现代医学的发展，总结前人经验，提出心、脑共主神明说。例如，何廉臣认为："盖以脑为元神之府，心为藏神之脏，心主神明，所得乎脑而虚灵不昧，开智识而省人事，具众理而应万机。"张锡纯则提出"人之神明，原在心与脑两处，神明之功用，原心与脑相辅相成"，认为神明有"元神""识神"之分，"脑中为元神，心中为识神"。"头者，精明之府"，即神明之体藏于脑，脑为元神之府，无思无虑，自然虚灵；"心

第三章 中西医融合脑病研究的理论

者……神明出焉"，即神明之用发于心，心为识神，有思有虑，灵而不虚。神志活动的产生，是由脑而达于心，由心而发露于外。"盖脑中元神，体也；心中识神，用也。人欲用其神明，则自脑达心；不用其神明，则仍由心归脑"。

在病理影响方面，因心、脑共为神明之府，又有血脉相通，故"一处神明伤，则两处俱伤"。脑之神明伤，可累及心；心之神明伤，可累及脑。心为五脏六腑之大主，主血脉。全身脏腑功能的正常运行有赖于脉道滑利，血液濡养。大脑功能的发挥，是心血供应功能的正常反映。临床实践中，心脑血管疾病常伴发焦虑、抑郁等情志改变，而情志改变又会加重心脑血管疾病，导致其病死率的增加，对患者的预后造成不良影响。再则，心脑血管疾病常互为致病因素，如心肌梗死伴附壁血栓、心房纤颤伴左心耳血栓脱落是脑梗死的常见病因；脑血管疾病发生时，急性脑血液循环障碍使中枢神经系统释放大量去甲肾上腺素，可导致继发性冠状动脉缺血或诱发心律失常。由此可见，心脑可借助经络、血脉沟通与联系，在生理病理上相互影响。

（二）心脑血管疾病的中医病机

心、脑两者的关系主要表现在血液的运行调节及神志两方面。心主血脉，心运血以养脑，脑方能主神明，而心的生理功能受脑主神明的影响，因此心、脑在生理功能上相互关联，在病理上相互影响。心脑血管这类疾病一般归于中医学胸痹心痛病、心衰病、心悸、厥证、眩晕、头痛、中风、痛证、痴呆等范畴。心脑血管疾病的病位在于心、脑的络脉，络脉失养、络脉瘀阻、络脉受损为其基本病理变化。气血失和是心脑血管疾病的基本病机。任何致病因子侵犯心、脑，势必首先引起气血失和，循行受阻，造成心脑失养。因此从气血失和入手研究心脑血管疾病的病机，有利于把握治疗的原则性和方向性，以此辨证论治，临床更能解决主要矛盾。

气血流畅，百病不生；气血乖逆，则气滞、血瘀、痰生、火起、风动、水停，诸病丛生。若气血逆乱，气逆生风，气郁化火，风火激上，则迫血妄行；败血、津液外渗，则痰瘀内生。风火痰瘀，闭阻窍络，影响血运，以致清窍受扰、灵机逆乱，发为眩晕、头痛、中风、癫狂诸证；气有余便是火，火热扰乱心神，则见心悸、心烦不得卧；阳虚阴凝，瘀血阻络，心脉不通，心失所养，也可见心悸、胸痛诸证，甚或猝然胸中大痛，发为真心痛；若气虚不足，血不上达，则易致神明失养，神无所寄，心失所养，髓海空虚，而见心悸、怔忡、健忘、痴呆诸证。心脑诸病其终虽异，其始则同。故本类疾病不离气血，具体临证，则在此基础上，结合不同病位、病机而灵活调节，总以气血平和为期。

（三）心脑血管疾病的主要病理因素

张树泉教授认为，正虚痰瘀是心脑血管病的病理因素。流行病学调查表明，心脑血管疾病多发生于中老年人，具有显著的年龄分布特点。中医学认为，肾为先天之本，为全身元气之根；脾为后天之本，是气血生化之源。肾虚则五脏之气皆虚，脾虚则气血生化无由，两者相互影响，导致气血阴阳俱亏，本元虚损，脏腑功能失常而致病。所谓"年四十而阴气自半，起居衰矣"。西医学研究表明，心脑血管疾病发生的主要原因之一是动脉粥样硬化，主要是由于体内脂质代谢障碍，使血液中脂质大量增加，造成血液黏稠，血流缓慢，脂质沉积于血管壁，形成动脉粥样硬化斑块，或长期高血压等因素导致血管弹性减低，动脉管腔狭窄闭塞，心脑器官缺血、缺氧所致。中医学理论认为，"百病皆生于痰""血瘀为百病之源"。由于本元虚弱，阴阳失调，阳气不足则脏腑失于温煦，津液不化，聚而为痰；阴虚则虚火内生，炼津成痰，以致痰浊内生；气行则血行，气滞则血凝，气虚推动无力，血脉瘀滞则瘀血遂生；瘀血不除久则成痰，痰浊不去久则成瘀，痰瘀胶结不解，使血脉运行失常，导致心脑失养，形成心脑血管疾病。由此可见，痰瘀的形成是本虚导致的结果，痰瘀是阻滞血脉正常运行的主要病理因素。一旦痰瘀形成，又可因影响脏腑功能而加重本虚，同时临床上就会出现痰瘀阻塞的各种症状和表现，如眩晕、头痛、失语、肢体麻木、胸闷胸痛、心悸气短等。痰瘀作为心脑血管疾病形成的重要病理因素，在心脑血管疾病的诊断治疗上具有非常重要的意义。在临床上，高脂血症、高血压及血栓的形成均可作为辨证施治的重要依据。古今医家均把祛痰化瘀作为治疗心脑血管疾病的重要方法，如《伤寒论》之瓜蒌薤白半夏汤治疗胸痹，《医学心悟》之半夏白术天麻汤治疗眩晕，《张氏医通》之解语丹治疗中风失语，无不把祛痰活血作为重要的治疗法则。由此说明痰瘀不仅是心脑血管疾病形成的重要病理产物，更是心脑血管疾病形成的关键。

其他病理因素还有瘀毒、热毒、瘀热等，这些病理因素往往是在痰、瘀的基础上化生而来。各种新生病理因素，常常相兼为病，胶结不化，蕴结体内，损伤人体的脏腑经络。

第三章　中西医融合脑病研究的理论

二、张树泉教授中医辨治脑血管疾病的特色及优势

随着时代的进步，中医学也得到了长足的发展，现代中医学不仅继承了中医辨病与辨证相结合的诊疗模式，同时还借鉴了西医学的研究方法，二者相互补充，共同发展。张树泉教授在脑血管疾病诊治中积累了丰富的实践经验，也逐渐形成了独特的理论体系。中医在防治心脑血管疾病方面具有以下特色和优势。

（一）病证结合

近年来，脑血管病的中医临床研究取得了可喜的成果。张树泉教授及其团队在坚持传统辨证论治基础上发展出"病证结合""宏观与微观结合"等诊断新模式，极大地提高了现代中医对于脑血管疾病的诊疗效果。临床上借助现代科技手段与中医辨证相结合能够从整体上宏观把握病情，从微观上深刻认识组织器官病理上的细微改变，制定出最佳治疗方案，准确判断预后，提高临床疗效。如"缺血性中风病"患者，采用现代医学的脑血管造影术可显示出脑动脉是否存在狭窄、堵塞或痉挛。一方面，明确了诊断，了解了病情的"标本缓急"，为辨证用药提供了依据；另一方面，明确的诊断对判断预后和指导健康教育有重要作用。对于具有明显脑血管疾病相关的临床表现但运用现代诊断方法不能确诊的患者，中医学的辨病、辨证方法，可以发挥独特的优势。在治疗方面，辨证论治与辨病论治相结合、疾病的分期与分型辨证论治等治疗模式，极大地丰富了现代中医关于脑血管疾病的临床治疗内容。

（二）辨证的客观化

"证"是机体对致病因素的整体功能反应状态，这种反应状态是发生在一定的形态结构和物质基础之上的，是对疾病某一发病阶段的病因、病机、病位、病性、病势及症状等内容的病理概括。在脑血管疾病防治中，我们要汲取现代科学研究方法，探索证候与客观指标的相关性，使中医证候的辨识定量化、标准化，这有利于提高临床辨证的准确性及可重复性。如缺血性中风病血瘀证主要表现为舌质暗紫、有瘀斑或瘀点、脉涩或结代。而此证亦与血小板聚集率升高、血液黏稠度增高、微循环障碍，脑动脉狭窄等客观指标高度相关；而脑出血瘀热证除了血液黏稠度增高、微循环障碍外，还常伴有

血清超敏 C 反应蛋白、白细胞介素 -6 等炎症因子水平的增高。因此临证辨证时应与一些实验室指标互参。

（三）中药性味功效与现代药理研究相结合

在脑血管疾病临床诊治过程中，首先要立足中医学基本理论，辨证使用中药或中药复方。同时，运用药理学、中药化学等研究方法，深入研究脑血管相关中药的现代药理机制，增强药物的针对性，提高治疗效果。如表现为气虚血瘀证的脑梗死患者，补气药首选黄芪，就是考虑到中药药理研究发现其具有类似于血管紧张素转换酶抑制剂的作用。又如，中药现代药理研究表明，补益药的何首乌、黄精、绞股蓝、桑寄生，活血药的三七、蒲黄、丹参，利湿药的泽泻、茵陈，消食药的山楂、麦芽，通下药的大黄、决明子等都有降脂作用；临床针对不同证候的高脂血症患者，配伍补益、利湿、消导或活血等降脂药物，既不违背辨证用药原则，又可获得降脂治标的好疗效。

（四）中药剂型现代化

中药剂型的改进促进了现代中医临床治疗学的发展。剂型改进后心脑血管疾病的治疗更加快捷有效。如醒脑静注射液具有凉血活血、开窍醒脑之功效，可用于中风之热闭证，较以往经典的"凉开三宝"使用起来更加便捷。注射液类还有血塞通注射液、川芎嗪注射液、葛根素注射液、丹参多酚酸盐（冻干粉针剂）、灯盏细辛注射液等，它们均为提取后的中药有效部位或单体，具有抗血小板聚集，降低血液黏稠度，扩张血管，增加冠脉血流，抗心肌或脑组织缺血、缺氧的作用，可用于瘀血阻滞型心绞痛、心肌梗死及脑梗死、偏瘫等。治疗心脑血管疾病的虫类药制剂有蚓激酶、蛇毒去纤酶、水蛭素等，临床药理研究证实虫类药有抗血小板聚集、抗凝及溶栓等作用。滴丸类多有芳香温通作用，平时可口服，急救时可含服，包括速效救心丸、复方丹参滴丸、芪参益气滴丸、银杏叶滴丸、冠心丹参滴丸、银丹心泰滴丸、麝香保心丸等。具有活血化瘀、通脉止痛等作用的中药剂型还有胶囊类（地奥心血康胶囊、通心络胶囊、脑心通胶囊、血栓心脉宁胶囊、心元胶囊等）、片剂（养心氏片、心可舒片、血塞通分散片等）、口服液（川黄口服液、血府逐瘀口服液、心通口服液等）、丸剂（中风回春丸、华佗再造丸等）等。

第三章 中西医融合脑病研究的理论

（五）中西医结合，优势互补

有些心脑血管疾病的治疗，单纯用西药可能效果欠佳，单纯用中医辨证论治，有些机制难以阐明。为了提高临床治疗水平，在用药方面可以中西结合，互补性用药，取长补短。如脑梗死合并低血压的患者，发病时辨证为气阴两虚证，可大剂量应用生脉制剂以益气养阴，可以起到升高血压和脑灌注压的作用。

进入21世纪以来，脑血管疾病的辨证论治体系臻于完善。张树泉教授认为，现代中医掌握了大量的现代科技知识和西医学知识，在挖掘整理传统中医辨证论治脑血管疾病经验的同时，自觉地汲取上述知识的营养，可以创立新的理论，研发新的诊疗手段，并在临床实践中不断印证，融会贯通，从而使中医辨治脑血管疾病的临床疗效不断提高。

第四章 辨证论治，规范用药

第一节 出血性中风病（脑出血）的辨治思想

脑血管疾病是危害人类生命健康的三大慢性非传染性疾病之一，其中出血性卒中约占全部脑卒中的32.9%。自发性脑内出血是最为常见的出血性卒中类型，约占总数的70%~80%。脑出血发病率高、死亡率高、致残率高，1年内死亡率近50%，且生存患者中超过半数会因严重残障而生活无法自理，给家庭和社会带来了巨大的负担。目前临床医学对于脑出血缺乏行之有效的治疗手段。近年来，在中医现代化学术思想指导下，把传统中医病机与现代病理结合，将传统中药功效与现代药理结合，提出了补肾活血化痰是脑出血的重要治法。

一、肾虚、血瘀、痰阻是脑出血的重要病机

脑出血属中医学"出血性中风"范畴，本病病位在脑，与心肝脾肾关系密切，肾虚、血瘀、痰阻为本病发生的重要病机。肾为先天之本，肾藏精，主骨生髓，脑为髓之海，肾中精气乃脑的重要物质基础，只有肾功能健全才能生髓充脑，发挥脑的正常功能；肾精亏虚，脑髓失养，髓海不足，加之阴阳气血失调，痰瘀内生，在诱发因素的激发下，突然出现气血逆乱，肝阳亢动，痰浊上犯，脑髓络破血溢，使脑髓受伤，发为出血性中风。可见肾虚是脑出血发病的重要基础，是为病之本。中老年人脏腑功能渐衰，先天之精气逐渐衰耗，出血性中风发病之前多有无形之络气的瘀滞，发病后血脉破损，出络之血形成有形之瘀即可直接阻塞络脉，还有毒邪积聚致使络脉无以畅通，这些都造成了营卫气血不能正常渗灌，脑窍失养而神机无以发挥。作为病理产物的瘀血，又成为继续出血的病因，从而导致血瘀。肾虚气化失职，聚湿成痰；年高脾失健运，也易酿湿生痰。痰浊和瘀血均为脏腑功能失调的病理产物，又因为津血同源，故常相兼为患，形成痰瘀互结，阻于脑髓

第四章 辨证论治，规范用药

及经脉则发为中风诸证。因此，血瘀、痰阻为脑出血发病之标，肾虚为发病之本。总而言之，本病的发生总体以肾虚为本，瘀血、痰浊交阻为标，三者相关并存又相互影响。究其发病大致有三个途径：一则肾虚致痰瘀交阻。中老年人肾脏渐亏，正如《黄帝内经》所云"年过四十，阴气自半"，或年高多病，久病及肾，肝肾阴亏，阴虚阳亢，遇有诱因，如饮食、劳倦、寒冷、肝郁、便秘等，阳化风动，气血上冲，络破血溢，动风生痰，离经之血，即为瘀血，且津血同源，故痰瘀同病，痰瘀阻窍，更伤脑髓。二则痰瘀伤肾。素体阳亢或情志郁结，阳化风动，气血上冲，络破血溢，动风生痰，痰瘀交阻，损伤脑髓。脑为髓之海，肾主骨生髓，损伤脑髓即为损伤肾精。三则脑出血患者多为中老年人，脑出血之前多肾虚、血瘀、痰阻并存。中老年人肾脏渐亏，肾虚则脏腑功能渐衰，致气血亏虚。气为血帅，气虚运血无力而致血瘀；血为气母，阴血亏虚也可致气机不畅，脉道涩滞而血瘀。肾主气化为水脏，肾虚气化失职，聚湿成痰。阻于脑络，痰瘀交阻，损伤肾精。在上述病机的阐释上，古人早已做了精辟的论述。《素问·脉解》曰"内夺而厥则为喑痱"。所谓喑痱之状，舌强不能语，足废不能用。肾之精气循络脉至舌部，肾虚致精血亏虚，痰瘀交阻，不能荣养于舌则发为言语謇涩；肾之精气循下肢络脉入足下，肾气不顺则足废失用。

总之，脑出血的发生是由于肾虚致络破血溢，痰瘀交阻，或素体阳亢，阳化风动，络破血溢，动风生痰，痰瘀交阻，损伤肾精，而发喎僻不遂或猝然昏仆。无论是肾虚致生痰瘀，还是痰瘀更伤肾精，其重要病机均为肾虚、血瘀、痰阻。现代医学认为，脑出血后的病理改变为脑出血后产生的巨大压力，对脑组织造成膨胀性损害，脑组织发生移位，出血灶周围脑组织发生血液循环障碍。出血灶周围脑水肿，凝血酶、血红蛋白等均对神经元造成损伤，使神经元功能丧失。且血肿、血肿周围缺血及水肿三者密切相关，形成恶性循环。笔者认为脑组织坏死可视为肾虚的微观指征，血肿及血肿周围缺血可视为瘀血的微观指征，水肿可视为痰阻的微观指征。因此，肾虚、血瘀、痰阻是脑出血的重要病机。

二、补肾活血化痰是脑出血的重要治法

肾虚、血瘀、痰阻是脑出血的重要病机，治宜标本兼顾，不可偏执。补肾可使脑髓得充，气旺血生，增强活血化瘀之力；补肾可增强气化功能，使痰阻化解。具体应用时当遵张介宾所云："善补阳者，必于阴中求阳，则阳

得阴助而生化无穷；善补阴者，必于阳中求阴，则阴得阳生而泉源不竭。"津血同源，痰瘀同病，活血化瘀有益于化痰，化痰易使瘀祛络通，痰瘀化解，肾络通畅，此不仅有利于脑髓的培补，还有利于肢体功能恢复。由于在出血性中风急性期，肾虚、血瘀、痰阻等是重要病机，治疗中就应多法并用，因而拟出具有补肾、活血、化痰功效的补肾活血化痰方。该方能明显减轻脑出血患者的脑组织水肿，缩短水肿高峰时间，降低颅内压；能明显促进急性期血肿吸收，减轻血肿对脑组织的压迫，从而缩短病程；能显著降低急性期血清神经元特异性烯醇化酶，减轻急性期脑出血患者的神经损伤，保护神经功能。

现代医学认为，脑出血治疗的关键在于减少继续出血，尽快解除血肿对脑组织的压迫，尽快缓解以至消除血肿周围脑组织水肿，尽快改善脑组织周围的缺血、缺氧状态，减轻凝血酶及血红蛋白对神经元的损伤；最大限度地保护神经组织，延长神经组织在病理状态下的存活时间，减少神经组织的坏死及凋亡，从而保护和改善神经功能。现代研究证实，制何首乌、山茱萸、山药、麦冬、肉苁蓉等补肾药物，除具有显著的抗衰老、益智等作用外，还具有保护神经元、调血脂及防止动脉粥样硬化等心脑血管药理方面的作用。实验表明，制何首乌的50%乙醇提取物可对抗结扎沙土鼠大脑中动脉造成的局部脑缺血，减少大脑梗死灶近50%，提示其有脑保护作用。三七能缩短凝血时间、凝血酶及凝血酶原时间，提高血小板的黏附性，并可降低毛细血管通透性，提示有止血及减轻脑水肿作用；同时还能抗血小板聚集，抑制神经细胞的凋亡。特别是三七皂苷可扩张血管，加快脑血流速度，改善缺血区的血液供应，通过缺血边缘区侧支循环的开放，使血肿周边的缺血、缺氧得到改善，有利于促进可逆性神经元的恢复，并能改善能量代谢，以及抑制脂质过氧化、清除氧自由基。当归、川芎、丹参、生水蛭、郁金等活血化瘀药具有改善微循环的病理变化；降低血液黏滞度，从而改善出血性疾病与血液浓、黏、聚倾向增高相关的病理机制；促进出血的吸收及出血引起的机体损伤组织的修复；改善血小板的质量，加速凝血；降低毛细血管通透性，减少血浆渗出；增强毛细血管张力，减轻管壁脆性，改变末梢出血与毛细血管脆性增加相关的病理机制等作用。吴端源等指出，丹参对纤溶系统具有双向调节作用，能使低凝状态者升高，高凝状态者降低，并可使侧支循环开放，毛细血管网增加，出血部位压力下降，有利于防止再出血。丹参还能有效地消除急性蛛网膜下腔出血所产生的大量自由基，使脑血管痉挛解除，明显减

第四章 辨证论治，规范用药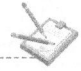

轻脑水肿。水蛭有抗凝血酶作用，能促进脑血肿的吸收，减轻周围组织炎症及水肿，缓解颅内压增高，改善局部血液循环，保护脑组织免遭坏死，有利于神经功能恢复。化痰药石菖蒲能明显改善脑水肿，抑制大脑皮质及海马神经元细胞凋亡。最新研究结果显示，益母草碱能缩小脑梗死体积，减轻神经功能缺损，提示其有改善缺血、保护神经元等作用。方永奇等研究结果表明，炎症患者突出表现为血液浓稠性、黏滞性、聚集性和凝固性增高，脑血流量减少，这与中医痰瘀同源理论相吻合。但研究结果也指出，炎症患者突出表现为血液凝固性增高及脑血流量降低，而瘀证患者表现为血液黏稠度及循环压力升高，两者有一定区别。活血化痰药同用，能共同改善血液的"浓、黏、凝、聚"状态。从以上分析可知，补肾、活血、化痰能从多环节改善脑出血后的病理状态，促进神经功能恢复。

现选取 2010 年 5 月—2011 年 6 月山东省泰安市中医医院脑病内科急性期脑出血患者 90 例，观察应用补肾活血化痰方疗急性期脑出血的疗效。这 90 例患者均符合全国第 4 届脑血管病会议制定的诊断标准，均为首次发病，或有卒中病史而无明显后遗症者。发病时间为 24～72 小时；无严重意识障碍或仅有轻度意识障碍，病情不再进展，生命体征稳定；头颅 CT 检查计算出血量在 10～40 mL，且均为基底节部位的高血压脑出血。按照随机数字表法，以就诊顺序将患者随机分为治疗组和对照组。治疗组 45 例，男性 25 例，女性 20 例；年龄（55.70±12.16）岁；平均发病时间（29.50±9.11）小时；颅内血肿出血量（28.20±5.30）mL。对照组 45 例，男性 26 例，女性 19 例；年龄（56.10±11.45）岁；平均发病时间（28.90±5.45）小时；颅内血肿出血量（28.85±3.25）mL。两组资料比较差异无统计学意义（$P > 0.05$）。

两组均采用一般常规治疗，包括改善脑组织微循环、脱水、止血及使用脑活化剂等药物，同时注意防治感染，控制血压，调控血糖，保持水、电解质平衡等。严密观察患者意识、生命体征，保持呼吸道通畅，常规吸氧。在发病 24～72 小时后生命体征平稳，病情不再进展时及早开始康复治疗。治疗组在上述治疗基础上，加用补肾活血化痰方：制首乌 20 g，山茱萸肉 15 g，炒山药 15 g，麦冬 15 g，石斛 15 g，五味子 5 g，肉苁蓉 15 g，石菖蒲 10 g，郁金 10 g，三七粉 6 g（冲服），大黄 5～10 g，茯苓 30 g，当归 30 g，川芎 30 g，丹参 30 g，益母草 30 g，生水蛭 10 g，炙甘草 5 g。随证加减：大便燥实、秘结不通者，加芒硝 10 g，厚朴 10 g；痰多者加白芥子 15 g；痰热烦躁者加竹茹12 g，黄连10 g；肝阳上亢者加羚羊角粉0.9 g（冲服），天麻15 g，生石决明30 g；呃逆、腹胀者加柿蒂10 g，旋覆花15 g（包煎）；气阴两虚者加黄芪30 g，黄精30 g。每日1剂，早晚各服1次，每次约200 mL。两组均以4周为1个疗程，治疗2个疗程。用药期间定期复查肝、肾功能及凝血功能，并观察有无不良反应。

于治疗前及治疗后第7、第14、第28日分别记录头颅CT扫描结果，以观察颅内血肿及血肿周围水肿变化情况；进行神经功能缺损程度（National Institutes of Health Stroke Scale，NIHSS）评分。两组患者均于治疗后第28、第90日按照日常生活活动量表进行出血指数（bleeding index，BI）评分。出血量根据多田公式计算：出血量 = 1/2 × 最大面积长轴 × 最大面积短轴 × 层面数。血肿周围水肿的容积：π/6 × 最大血肿层面水肿区域的长轴 × 短轴 × 层数 − 血肿体积。

两组分别于治疗后第90日进行疗效评定。基本治愈：功能缺损评分减少91%~100%，病残程度0级；显著进步：功能缺损评分减少46%~90%，病残程度1~3级；进步：功能缺损评分减少18%~45%；无效：功能缺损评分减少17%左右；恶化：神经缺损评分增加18%以上。用基本痊愈＋显著进步合计显愈率。

两组血肿体积比较见表4-1。治疗组治疗前、后血肿体积变化较对照组明显，血肿吸收率明显高于对照组（$P < 0.05$）。表明补肾活血化痰方有促进血肿吸收的作用。

表4-1 两组血肿体积比较（mL，$\bar{x} \pm s$）

组别	人数	治疗前	治疗后7日	治疗后14日	治疗后28日
治疗组	45	28.20 ± 5.30	22.32 ± 2.59△	10.61 ± 3.32*△	1.53 ± 2.20*△
对照组	45	28.85 ± 3.25	24.71 ± 1.92	15.39 ± 2.31	3.3 ± 3.22*

注：与本组治疗前比较，*$P < 0.05$；与对照组同时间段比较，△$P < 0.05$。

两组血肿周围水肿体积比较见表4-2。治疗组治疗前、后血肿周围水肿体积变化较对照组明显，水肿吸收率明显高于对照组（$P < 0.05$）。表明补肾活血化痰方有促进水肿吸收的作用。

两组患者NIHSS评分比较见表4-3。治疗组较对照组神经功能有显著改善（$P < 0.05$）。

第四章 辨证论治，规范用药

表4-2 两组血肿周围水肿体积比较（mL, $\bar{x} \pm s$）

组别	例数	治疗前	治疗后7日	治疗后14日	治疗后28日
治疗组	45	12.12±5.30	26.16±12.76*△	16.61±13.32*△	8.53±12.20*△
对照组	45	13.37±5.25	32.61±16.71*	28.39±12.31*	18.36±13.2*

注：与本组治疗前比较，*$P<0.05$；与对照组同时间段比较，△$P<0.05$。

表4-3 两组患者NIHSS评分比较（分，$\bar{x} \pm s$）

组别	例数	治疗前	治疗后7日	治疗后14日	治疗后28日	治疗后60日	治疗后90日
治疗组	45	25.03±3.72	21.32±3.52	15.67±4.75*△	12.15±3.72*△	6.87±3.91*△	3.91±3.17*△
对照组	45	24.72±3.59	21.76±2.98	20.97±3.81	16.12±3.59*	11.76±3.07*	8.76±3.59*

注：与本组治疗前比较，*$P<0.05$；与对照组同时间段比较，△$P<0.05$。

两组治疗后第28、第90日BI评分比较见表4-4。治疗第28日BI评分治疗组与对照组比较无显著差异（$P<0.05$）；治疗后第90日BI评分治疗组显著高于对照组（$P<0.05$）。说明治疗组在治疗后第90日患者日常生活依赖程度明显低于对照组，表明补肾活血化痰方明显提高脑出血患者的日常生活能力。

表4-4 两组患者BI评分比较（分，$\bar{x} \pm s$）

组别	例数	治疗后28日	治疗后90日
治疗组	45	56.25±16.52	89.53±6.30△
对照组	45	52.63±15.96	71.79±7.95*

注：与本组治疗前比较，*$P<0.05$；与对照组同时间段比较，△$P<0.05$。

两组临床疗效比较见表4-5。治疗组疗效优于对照组，差异有统计学意义（$P<0.05$）。

现代医学认为脑出血在短时间内形成血肿，出现"占位效应"，可导致局部的循环障碍，使脑组织缺血、水肿、坏死，血肿压迫时间越长，神经功能恢复越困难，其病死率及神经功能残障率越高。同时血肿中的某些化学物

表 4-5 两组临床疗效比较（N）

组别	例数	显愈	进步	无效	恶化和死亡
治疗组	45	27△	17	1	0
对照组	45	17	21	7	0

注：与本组治疗前比较，$*P<0.05$；与对照组同时间段比较，$△P<0.05$。

质可通过血管痉挛、炎症反应、自由基损伤、细胞凋亡等造成继发性的脑组织损害。因此，脑出血后不仅使局部脑组织被破坏，而且引起周围脑组织受压和出现脑水肿，尽快清除血肿是治疗急性期脑出血的关键。目前国内外对急性期脑出血的治疗无特效方法，外科手术治疗与内科保守治疗在患者死亡率比较上差异无统计学意义。常规的内科治疗，只能使血肿缓慢地吸收，故"占位效应"持续时间越长，神经功能恢复越慢，而且长期运用大量脱水药物对患者的心肾功能都有一定损害。中医学认为，"肾主骨，生髓，通于脑""脑为髓之海""离经之血即为瘀血""瘀血不去新血不生""痰瘀同源"。基于上述认识，张树泉教授率先提出出血性中风其病理核心是络破血溢，痰瘀阻窍，髓海损伤；其基本病机为肾虚、血瘀、痰阻，脑组织损伤是肾虚的物质基础，血肿及其导致的缺血是血瘀的物质基础，循环障碍及脑组织的水肿是痰阻的物质基础。补肾活血化痰是出血性中风的基本治法。

方中以制何首乌补肾益精，山药养阴益气，石斛、麦冬滋阴补肾，三七粉活血止血，茯苓、益母草活血化痰利水，水蛭、当归、川芎活血通络行气，石菖蒲化痰开窍。方中制何首乌、山茱萸肉、三七具有改善微循环和降低毛细血管通透性的作用，可以加速颅内血肿的吸收和脑水肿的消除；还能提高机体的耐缺氧能力、抑制过氧化脂质及自由基的产生，提高、保护线粒体的功能，从而减轻脑出血急性期脑细胞的损伤；同时还具有保护神经元、降血脂及防止动脉粥样硬化等作用，有利于患者的预后康复。

准确辨证是取得疗效的前提，证候一旦确立，则应立即采取综合治疗措施。一般在常规治疗的前提下，中医辨证分型论治，也有结合西医的分期进行辨证论治，其治疗方法大致有开窍醒神、活血化瘀、清热化痰、通腑降浊、镇肝息风、益气活血通络、养阴息风、泻火解毒、止血活血、补肾益气，治疗时各有侧重，亦有结合，取得了较好的效果。

1. 补肾活血化痰

补肾益气方药本身就具有抗血栓，降脂，改善血液的流动性，增加脑的灌注、扩血管及抗自由基损伤的作用。活血化瘀法不仅可以促进血肿的吸收，减轻脑水肿，降低颅内压，而且具有改善脑组织供血，防治脑出血后继发缺血过程的作用。在肾虚是衰老之本、血瘀为衰老之标理论的指导下，发现补肾方药能明显抑制老年人血小板聚集、释放功能，改善纤溶功能。大量补肾调阴阳方剂中佐以活血化瘀药，可提高临床疗效。张树泉教授等认为早期使用补肾活血化瘀方[制何首乌、山茱萸肉、炒山药、麦冬、石斛、五味子、肉苁蓉、石菖蒲、郁金、三七粉（冲服）、大黄、茯苓、当归、川芎、丹参、益母草、生水蛭、炙甘草]能够缩小血肿体积，减小血肿周围水肿体积，促进神经功能恢复，提高患者的独立生活能力，改善患者预后。

2. 清热化痰通腑

通腑法可配合清热、化痰、化瘀、滋阴等法应用。用生大黄、玄明粉（冲服）、厚朴、枳实、胆南星、法半夏、瓜蒌、竹茹、石菖蒲、黄连等通腑泄热、豁痰祛瘀，治疗急性脑出血痰热腑实证，表现为腑气不通和痰热证。可以化痰通腑泄热，西医上可以起到降低颅内压的作用。

3. 活血化瘀利水

临床观察表明，用活血利水法治疗脑出血急性期取得很好的疗效。脑出血急性期以邪盛标实为主，邪热迫血妄行、血溢脉外而成离经之血即瘀血，根据"治风先治血，血行风自灭""祛瘀生新"理论，以活血利水法（丹参15~20 g，益母草15~30 g，天麻15 g）治疗，显示有利于患者临床症状改善和神经功能恢复，疗效明显高于对照组。

4. 益气活血

张树泉教授研究认为，慢性硬膜下出血选用补阳还五汤加减，重用生黄芪大补元气，当归尾、川芎、赤芍、桃仁、红花活血化瘀，地龙通行经络，诸药合用，使气旺血行，瘀祛络通，诸症渐愈。在常规西医保守或手术治疗上，治疗组从第8天起口服补阳还五汤，观察血肿吸收情况，结果治疗组每日平均血肿吸收量>0.8 mL者占95%，对照组仅占30.7%，两组比较差异有统计学意义（$P<0.01$）。

5. 平肝息风

出血性中风急性期属于肝阳上亢、肝风内动者，可治以平肝潜阳、息风醒脑。用镇肝熄风汤加味配合西药治疗急性脑出血，药物组成：代赭石（包煎）30 g，生龙骨30 g，生牡蛎30 g，玄参15 g，怀牛膝15 g，生龟板

15 g，白芍、天门冬各 10 g，石菖蒲 10 g，每日 1 剂，水煎服或鼻饲，结果显示治疗组在减少神经功能缺损评分、促进脑水肿吸收方面明显优于对照组。

6. 清热解毒开窍

中风闭证乃阳升无制，迫血上壅，夹痰夹火，上蒙心窍，当以菖蒲、远志化痰开窍。用醒脑静注射液（栀子、郁金、冰片）治疗重型脑出血用药10日后，治疗组患者清醒率、抽搐发生率、高热（由肺部感染、尿路感染所致）发生率及疗效转归等方面均优于对照组。

7. 养阴息风

张树泉教授认为出血性中风后期以气阴亏虚为基本病机，在脑出血的恢复期和后遗症期宜用益气养阴之品，如黄芪、生地黄、石斛、沙参、麦冬等。随证加减：上肢偏废者加桑枝、桂枝；下肢痿弱无力者加牛膝、续断、桑寄生、杜仲；言语不利者，合用解语丹；口眼㖞斜者，合用牵正散，可取得良好疗效。

脑出血病机关键是在年老体衰、内伤积损、肾精亏虚的基础上，产生瘀血、痰火、肝风、风火，加之外邪侵袭、饮食不节、劳逸失度、情志不遂等诱发因素，出现气血逆乱，血郁脑腑，髓破血溢，发为出血性中风。病位在脑，以肾气亏虚为本，以瘀血内阻、肝阳上亢、痰湿壅盛、风火上扰为标。当补肾、益气、养阴、养血，同时又要活血、化痰、祛风、平肝。标本同治才可使气旺血和，血脉通畅，瘀去新生，气化复常，痰浊得消，清窍复聪。

近年来中医对脑出血的治疗有很大的进展，尤其是在理论上已有了较大的突破，补肾活血化痰即是理论的创新。目前中医对急性出血性中风的治疗多从痰火、血瘀、肝风等方面进行治疗，但本病病情危重、变化快、证候复杂，不能单从某一方面进行治疗，要根据病情进行全方位的辨证论治，今后需在以下方面进一步加强：其一，本病病机较为复杂，变化多端，风、火、痰、瘀交织，单纯平肝息风、化痰通络、通腑调气、活血祛瘀、益气活血等治疗，难免偏颇，故应根据具体病情，分期辨证论治，综合运用各法；其二，活血化瘀药物应用"时间窗"尚需规范；其三，采用中西医结合方法治疗急性脑出血的研究应进一步规范化，应严格遵守随机、对照、盲法、重复、多中心的原则，严格按循证医学的要求进行临床研究，使结论更可信；其四，中医药综合方法防治脑出血的研究应受到充分重视，尤其是中医康复的早期介入；其五，以中医理论为指导，依据丰富的临床经验，运用先进、

第四章 辨证论治，规范用药

科学的方法从基础实验与临床两方面进行研究，深入探讨中药、方药的作用机制，阐明治愈机制；其六，中成药注射剂临床治疗脑出血还没有形成一套规范的治疗方案，所采用的标准不一，随意性大，可比性差，多用西医指标判断中医疗效，影响中医药的进一步研究发展，所以应进一步科学规范脑出血的方药选用规则，才能促进中风急症诊治水平的全面提高；其七，综合运用中医各种治疗方法，从调理机体整体功能的角度出发，加强脑出血后各类症状的改善。相信经过多视角、全方位、综合深入的前瞻性研究，该病的病死率、致残率可进一步降低，脑出血急性期中医治疗水平可得到更大提高。

第二节 缺血性中风病（脑梗死）的辨治思想

张树泉教授将传统中医理论与现代药理研究成果相结合，提出补肾活血化痰是脑梗死的基本治疗方法，用于临床可取得满意效果。

一、肾虚、血瘀、痰阻是脑梗死的基本病机

脑梗死多发于中老年，肾虚为本，痰、瘀内阻为标，三者相关并存。究其发病又有两途：一则肾虚致痰瘀。中老年人肾脏渐亏，或年高多病，久病及肾。肾虚则脏腑功能渐衰，致气血亏虚。气为血帅，气虚运血无力而致瘀血；血为气母，阴血亏虚也可使气机不畅致瘀。正如张介宾所云："凡人之气血，犹源泉也，盛则流畅，少则壅滞。故气血不虚则不滞，虚则无有不滞者。"肾主气化为水脏，肾虚气化失职，聚湿成痰。赵献可《医贯》云："要之痰从何处来？痰者，水也，其原出于肾。"二则痰瘀伤肾精。饮食劳倦伤脾，情志郁结或肝阳乘脾，脾失健运，聚湿生痰，阻于脑络，痰瘀交阻，损伤肾精。总之，脑梗死的发生，是肾虚痰瘀内生或其他因素致生痰瘀，阻于脑络而发呐僻不遂或猝然昏仆。《素问·脉解》曰："内夺而厥则为喑痱。"喑痱之状，舌喑不能语，足废不能用。盖肾脉夹舌本，肾虚精血亏，痰瘀阻，不能荣舌则喑；肾脉循阴股内廉，斜入腘中，循骨内廉及内踝后，入足下，肾气不顺则足痱。

现代医学认为，脑梗死的病理改变为脑动脉硬化症致梗死，脑组织缺血坏死，梗死灶周围存在缺血性半暗带，脑组织变性水肿，神经元功能丧失。张树泉教授认为，脑组织坏死可视为肾虚的微观指征，缺血性半暗带可视为瘀血的微观指征，水肿可视为痰阻的微观指征。因此，肾虚、血瘀、痰阻是

脑梗死的基本病机。

二、补肾活血化痰是脑梗死的基本治法

肾虚、血瘀、痰阻是脑梗死的基本病机，治当标本兼顾，不可偏执。补肾可使脑髓得充，气旺血生，增强活血化痰之力。具体应用时当遵张介宾所云："善补阳者，必于阴中求阳，则阳得阴助而生化无穷；善补阴者，必于阳中求阴，则阴得阳生而泉源不竭。"痰瘀同源，活血化瘀有益于化痰，化痰易使瘀祛络通，痰瘀化解，肾络通畅，此不仅有利于语言肢体功能的恢复，且利于脑髓的培补。近年来，张树泉教授以补肾活血化痰为治则，自拟益肾通脉方，组方：制何首乌20 g，炒山药15 g，山茱萸15 g，麦冬15 g，石斛15 g，五味子5 g，肉苁蓉15 g，菖蒲10 g，郁金10 g，三七粉6 g（冲），大黄5~10 g，茯苓30 g，当归30 g，川芎30 g，全蝎10 g，益母草30 g。主要作用为补肾、活血、化痰，应用于急性脑梗死患者。症见：半身不遂，神识昏蒙，言语謇涩或不语，偏身感觉异常，口舌歪斜，面色晦暗，头痛头昏，耳鸣失眠，大便无力，舌质淡暗，苔薄白或少苔，脉沉细。并随症加减。益肾通脉方是张树泉教授在临床实践中长期应用的治疗急性脑梗死特色经验方。近十年来，在中医现代化学术思想的指导下，他将疾病的中医基本病机与现代病理结合，中药的传统功效与现代药理结合，对该法治疗急性脑梗死从理论上进行了深入探索，并率先提出急性脑梗死的基本病机为肾虚、血瘀、痰阻，脑组织损伤是肾虚的物质基础，缺血半暗带是血瘀的物质基础，循环障碍及脑组织的水肿是痰阻的物质基础。补肾活血化痰是急性脑梗死的基本治法。对急性脑梗死肾虚血瘀痰阻型160例患者的随机分组对照临床研究表明：益肾通脉方治疗急性脑梗死，治疗组 NIHSS 评分显著低于对照组（$P<0.05$），而生存质量量表显著高于对照组（$P<0.05$）；治疗组在应用益肾通脉方1~4周后血清神经元特异性烯醇化酶水平降低明显，临床症状改善明显，与对照组比较有显著差异（$P<0.05$）。益肾通脉方应用于急性脑梗死患者，对于近期临床症状的改善、神经功能缺损评分、远期的生活自理能力、日常生活量表评分及减少并发症等有显著疗效，总有效率95%以上，充分体现了生物-心理-社会医学模式的基本内容，从仅关注疾病，上升到关注患者，使患者回归社会、实现自我价值，更好地提高患者的生存质量及社会价值。

第四章 辨证论治，规范用药

三、脑梗死验案举隅

刘某，2018年2月13日初诊。主诉：言语不清，饮水呛咳3个月。现病史：患者3个月前无明显诱因出现饮水呛咳，吞咽障碍，就诊于当地医院，行颅脑MRI检查诊断为脑梗死，并给予静脉滴注及口服药物治疗。患者病情好转后出院。出院后自觉症状不缓解，为求进一步诊治来我院门诊就诊，现症见：饮水呛咳，吞咽困难，乏力体倦，腰膝酸软，动则汗出，精神倦怠，纳差，眠尚安，小便可，大便稍干，舌质红，苔薄白，脉沉细。既往史：有高血压病20余年，目前应用"苯磺酸氨氯地平"控制血压，血压控制在130/80 mmHg左右。过敏史：否认有药物及食物过敏史。体格检查：血压130/80 mmHg，咽反射弱，四肢肌张力正常，双上肢肌力5级，双下肢肌力5⁻级。辅助检查：颅脑MRI示脑干梗死灶（就诊3个月前）。中医诊断：中风病（中经络）。证候诊断：肾虚血瘀痰阻证。西医诊断：脑梗死。治法：补肾活血化痰。处方：制何首乌20 g，山萸肉15 g，山药15 g，麦冬15 g，石斛10 g，五味子5 g，肉苁蓉15 g，茯苓20 g，石菖蒲10 g，郁金10 g，葛根30 g，当归30 g，川芎30 g，全蝎10 g，天麻10 g，蝉蜕30 g，白芥子10 g，僵蚕15 g。10剂，水煎服，每日1剂。

2018年2月23日二诊：患者饮水呛咳减轻，仍腰膝酸软，周身无力，动则汗出。原方加黄芪30 g，继服10剂，水煎服，每日1剂。

2018年3月6日三诊：患者诸症减轻，仍自诉有轻度乏力感。效不更方，原方黄芪加至45 g以加强益气之力，继服10剂善后。

按语：患者中风恢复期，言语不清、饮水呛咳，当属中医"喑痱"之"喑"，舌强不能言，饮水而呛，兼之腰膝酸软、乏力体倦、精神倦怠。足少阴肾经循喉咙、夹舌本，故此证属肾，肾虚则"喑"，疾病日久入络，瘀血内生，足太阴脾经夹咽、连舌本、散舌下，故脾虚则痰生；综合病机为肾虚血瘀痰阻，处方以制何首乌、山萸肉、山药滋补肾阴，肉苁蓉温肾壮阳，麦冬、石斛、五味子滋阴敛液，使阴阳相配，石菖蒲、郁金、茯苓、白芥子交通心肾、开窍化痰，葛根生津通络，当归、川芎活血通络，全蝎、天麻、蝉蜕、僵蚕熄风通络。全方补益肾精，开窍化痰，活血化瘀，经通络达，则"喑"之可愈。

第三节 头痛病的中医辨证治疗

历代中医学医家认为，头部为诸阳经交会之处，凡五脏精华之血，六腑清阳之气，都上会于此。若六淫外侵，七情内伤，升降失调，郁于清窍，清阳不运，皆能致头痛。新感为头痛，久病为头风，大抵外感多实证，治宜疏风祛邪；内伤头痛，多属虚证，治宜平肝、滋阴、补气、养血、化痰、祛瘀等。但由痰饮、瘀血导致者，为虚中有实，应当分别施治。头痛可分偏正、左右、前后、寒热，如痛在脑后，上至巅顶，下连于项，多太阳经风郁，宜用川芎、羌活、蔓荆子、紫苏叶；痛在左右头角，并连及耳部，多少阳经火郁，宜用菊花、牡丹皮、栀子、桑叶、钩藤；痛在前额及眉棱骨处，多阳明经热郁，宜用葛根、白芷、石膏；痛在巅顶，或连于目系，为厥阴经头痛，宜用吴茱萸、生姜；痛偏左为血虚兼风，宜用川芎、当归、防风、薄荷；痛偏右者，为湿痰夹热，宜用半夏、石膏、苍术、黄芩；寒痛者，畏寒喜暖；热痛者，恶热喜凉；寒热久郁，发时闷痛，欲棉裹者，多湿痰，宜用二陈汤加黄芩、石膏、薄荷、细辛、川芎。另外，气虚者，多因劳而痛，宜用补中益气汤加川芎、天麻；血虚者，心悸，善惊而痛，宜用四物汤加菊花、黄芩、薄荷、甘草；胆火上逆者，多头晕，两头角痛，宜用菊花、龙胆草、黄芩、生地黄、牡丹皮、桑叶；肝阳乘胃者，多头痛呕吐，宜用生石决明、竹茹、半夏、茯苓、菊花、钩藤、栀子、荷叶；胆经郁热者，头角额尖跳痛如针刺，非酒洗龙胆草不能除也。

张树泉教授对神经内科疑难病的诊治经验十分丰富、学验俱佳，对偏头痛、紧张性头痛和丛集性头痛的治疗更有独到的见解。通过多年临床研究，并借鉴全国名老中医关幼波先生治疗顽固性头痛的经验，逐渐发展出自己的学术经验。张树泉教授辨治头痛首先分内伤头痛、外感头痛。内伤头痛又分实证、虚证、虚实夹杂，其中实证、虚实夹杂多由2个及以上病理因素引起，如实证分型中肝郁化热、风火上扰型，患者肝郁日久则化热，或因情绪激动，或因饮食不节，或因感受外邪，肝热挟风、挟火上扰清窍，治疗则需清肝泄热、疏风止痛，创制了头痛1号方以清肝泄热、疏风止痛；又如虚实夹杂证型中血虚肝旺、肝脾失调型，患者平素血虚无以养肝，肝气横冲，肝木克土，则肝脾不调，根据此证型创制头痛2号方以养血疏肝、调和肝脾等。再如外感风寒、风热或寒热象不明显而风邪之性明显，以祛除外邪为

第四章 辨证论治，规范用药

治，方选川芎茶调散或芎芷石膏汤等。除此之外，善用虫类药物可以增强通络止痛之效。

一、偏头痛

（一）中医、西医发病机制

偏头痛患者痛苦不堪，不仅需要经常服药治疗和预防，更有甚者严重影响了生活和工作，目前西医对偏头痛的发病机制还不十分清楚，药物治疗效果十分有限。西医研究其发病机制主要为皮层扩布性抑制学说、三叉神经血管反射学说、多巴胺神经能学说、血管活性物质等，急性期西医治疗主要有COX-2抑制剂（对乙酰氨基酚）、NSAIDs（布洛芬、阿司匹林、双氯芬酸钠）、曲坦类、麦角胺类、降钙素基因相关肽受体拮抗剂、复方制剂等。预防发作药物主要有：NSAIDs、钙离子拮抗剂（氟桂利嗪等）、抗癫痫药物（托吡酯、丙戊酸钠等）、受体阻断药（比索洛尔、阿替洛尔）、抗抑郁药（阿米替林、文拉法辛）等，但服用西药治疗存在不良反应多、易复发等缺点。头痛一证首载于《黄帝内经》，称之为"首风""脑风"，并指出外感和内伤是导致头痛发生的重要原因。李杲在《东垣十书》中言"如头半边痛着……此偏头痛也"，是对偏头痛的较早命名。古代医籍《症因脉治》指出："伤风头痛或半边偏痛，皆因风冷所吹，遇风冷则发。"《证治准绳》曰："病头痛者，凡此皆脏腑经脉之气逆上，乱于头之清道，致其不得营运，壅遏径隧而痛者也。"张仲景在《伤寒论·辨厥阴病脉证并治》中论及厥阴头痛的治疗"干呕，吐涎沫，头痛者，吴茱萸汤主之"，认为偏头痛主要是肝血虚弱及上焦寒湿所致。《诸病源候论·痰饮病诸侯》提出"风痰相结，上冲于头"，其主要认为头痛与风痰有关。王清任在《医林改错·头痛》中提到："查患头痛者，无表证，无里证，无气虚、痰饮等证，忽犯忽好，百方下放，用此方一剂而愈。"认为瘀血在偏头痛的发病中占据重要地位，创立活血化瘀法来治疗偏头痛。

（二）张树泉教授临床经验浅析

张树泉教授在三十余载的从医生涯中，积累了丰富的临床经验，尤其在对偏头痛的治疗方面见解独特，张树泉教授指出偏头痛多为气滞、血瘀、痰阻所致，在临床治疗时常用加味散偏汤，且疗效非常显著。加味散偏汤由清代陈士铎《辨证录·卷二》中的散偏汤加减而成,基础方组成为白芍、川芎、郁李仁、柴胡、甘草、白芥子、香附、白芷。方中川芎止头痛,同白芍用之平肝气、生肝血。郁李仁、白芷则上助川芎,以散头风。柴胡、香附行气开郁,白芥子消痰,甘草调和诸药。张树泉教授认为偏头痛患者里中青年女性居多,"中年治肝"不仅应用于妇科病证,同样适用于脑病科急慢性病证。肝主疏泄,肝的疏泄功能失常,则气机失调,气机郁滞,日久不得泄,气病则体内津液输布失常,水液停留,凝聚为痰。肝的另一生理功能为藏血,是指肝有贮藏血液和调节血量的作用,肝的藏血和疏泄功能,涵盖了气与血的密切关系,疏泄失常引起气机失调,使气血不和,导致机体阴阳失调,气行血不畅故而为瘀,又偏头痛病程较长,反复发作,迁延不愈,久病入络,而致气血凝滞,脉络失和。综上所述,张树泉教授认为偏头痛患者病机大多为气滞、血瘀、痰阻,故用散偏汤加减以疏肝行气活血、通络止痛。

(三) 偏头痛验案举隅

患者女,32岁,2018年4月20日初诊。发作性头两侧疼痛17年,加重半年。患者自述17年前无明显原因出现头两侧跳痛,痛剧时伴恶心呕吐,每个月发作1~2次,每次持续1天余,需服止痛药缓解。近半年患者头痛剧烈,发作较之前频繁,每周发作1~2次,伴恶心、呕吐,需服用止痛药后卧床休息一天才可缓解,严重影响正常生活,平素眠差,纳可,二便调,舌质绛,苔白,脉细弦。门诊行颅脑MRI未见明显异常,诊断为"偏头痛"。处方:川芎30 g,白芍30 g,白芷10 g,白芥子15 g,柴胡15 g,香附10 g,郁李仁10 g,吴茱萸10 g,炙甘草6 g,全蝎10 g,天麻15 g,煅龙骨30 g,炒酸枣仁30 g。7剂,水煎服。停服止痛药。

二诊:1周内发作1次,但疼痛程度明显减轻,恶心,服药后休息片刻可正常活动,方中加蜈蚣2条,继服。

三诊:发作1次,无恶心、呕吐,程度明显减轻、可忍受,稍作休息即可正常活动,睡眠较之前改善,上方继服14剂。随访近半年未再发作。

按语:患者头痛呈双侧、发作性,为肝气瘀滞,头痛日久,部位固定,久病入络,为血瘀,气滞血瘀。方选散偏汤以疏肝行气活血、通络止痛,患者眠差,加煅龙骨镇静安神,炒酸枣仁疏肝养血安神,天麻、全蝎通络止痉,加吴茱萸以温中理气止痛,则头痛可愈。

第四章 辨证论治，规范用药

二、慢性紧张性头痛：头痛2号方治疗

紧张性头痛是临床最常见的慢性头痛，约占头痛患者的40%，患者常自述头痛为双侧枕部、颞部或全头部紧压感、沉重感或头周束带样疼痛，呈持续性非搏动样，疼痛可向颈肩部扩散，一般不影响日常活动，劳累、紧张、抑郁、失眠等可加重头痛，揉捏后肌肉常感觉舒适。病程达数日至数年，易反复发作。该病的病理生理学机制尚不完全清楚。随着社会生活竞争压力的增大，该病发生率有明显上升趋势，单纯用西药止痛效果欠佳，且不良反应较大。

张树泉教授通过多年临床研究，并借鉴全国名老中医关幼波先生治疗顽固性头痛的经验，逐渐总结出自己的学术经验，其中自拟头痛2号方治疗慢性紧张性头痛，疗效极佳，广受赞誉。

（一）病因病机

中医学多认为头痛的发生与风、火、痰、瘀、虚等致病因素导致的脉络闭阻、清窍不利有关。紧张性头痛病因繁多，机制复杂，但往往与肝脏密不可分。肝喜条达，恶抑郁，为藏血之脏，体阴而用阳，其功能失调，常导致肝失条达，疏泄失职，气郁化火，阳亢火升，上扰头窍或肝肾阴虚，精血不承，肝阳偏亢或肝郁血虚而产生头痛。张树泉教授认为，慢性紧张性头痛缠绵难愈，痛势不剧，以紧缩性或压缩性疼痛为主，劳累后加重，休息后缓解，喜揉喜按，符合中医虚证疼痛的特点。此病属中医内伤头痛的范围，其病理机制多是在阴血亏虚的基础上，肝失所养，以致肝阳偏亢，挟痰上扰，阻滞经络，清窍蒙蔽，筋脉拘急作痛，故以阴血亏虚为本，以风痰上扰为标。

此外，肝脾失调也是该病发生的机制之一，肝旺乘脾，脾失健运，或恣食肥甘，皆可导致痰浊内生，阻碍清阳；脾胃素虚生化不足，脾土虚则不能荣肝木，易致肝阳上亢，挟痰上扰头窍。因此必须注重肝脾协调，疏肝之郁，宣胃之滞，借以潜降肝之气火，疏化脾胃之痰湿，肝胃和则络自通，头痛乃止。根据该病病因病机特点，张树泉教授提出以养血平肝、化痰通络为主，兼以调和肝脾的治法。

(二）治疗方药

张树泉教授的头痛 2 号方主要由旋覆花 15 g，赭石 15 g，生石膏 30 g，卷柏 30 g，当归 10 g，川芎 10 g，白芍 30 g，生地黄 10 g，木瓜 30 g，香附 10 g，葛根 30 g，炙甘草 5 g 组成。方中旋覆花功善下行，能行水化痰、消痞降逆；赭石善于清火平肝，又能凉血泄热。旋覆花以宣为主，赭石以降为主，两药相伍，一宣一降，起到下气消痞、涤痰开胸、平肝潜降的作用。生石膏辛甘大寒，主入阳明经，善清阳明郁火，《药性赋》云："石膏治头痛，解肌而消烦渴。"临床使用生石膏，不论实热虚热皆可使用，只要患者苔黄即可。方中重用白芍 30 g，白芍为血分药，一可以养血敛阴柔肝，补益不足之阴液，平抑肝阳；二可以活血行气祛风；三是其本身就有很好的止痛作用。另外，白芍与炙甘草合用，能酸甘化阴，濡养筋脉，取《伤寒论》芍药甘草汤柔筋缓急止痛之方义。当归为补血圣药，《本草纲目》谓其能"治头痛，心腹诸痛，润肠胃、筋骨、皮肤"。生地黄养阴清热又凉血。川芎活血行气，为血中之气药，善于上行头目，治头目之疾。上四味组成的四物汤，功擅养血息风、活血化瘀、柔肝平肝。卷柏味辛、性温，可入肝经而活血通经，疏肝解郁。香附为气中之血药，使补阴血之药不呆滞，还可调和气血。木瓜能濡润筋脉，舒筋活络，助白芍缓解筋脉拘急，促进局部劳损的恢复。且木瓜能调和肝胃，缓急而止痛，和肝而不伤正，调胃而不伤脾，是而重用木瓜为 30 g；葛根对表证头痛及项背强痛有很好的缓解筋脉拘急的作用。全方升清降浊，寒温相济，共奏养血平肝、通络活血、祛风化痰、调和肝脾之效，使风去痰消，络通而头痛自止。

（三）慢性紧张性头痛验案举隅

男，55 岁，阵发性头胀痛 1 年，以前额及头顶部疼痛为甚，严重时掣及太阳穴，常于劳累、夜间睡眠不好时发作，心烦易怒，记忆力下降，舌质稍红，苔白，脉弦滑。查体：血压 140/80 mmHg，神经内科查体无阳性体征，颅脑 CT 未见明显异常。西医诊断：紧张性头痛；中医诊断：头痛，血虚肝亢，痰火扰神。治当养血平肝，化痰清火，潜阳安神。方用头痛 2 号方加石决明 20 g，菊花 10 g，首乌藤 60 g，7 剂，水煎服。

二诊，患者头痛减轻，心烦易怒症状减轻，能入睡，记忆力增强，守方连服 20 剂而痊愈。

第四章 辨证论治，规范用药

按语：患者为肝阳上亢、挟痰上扰心神之证，故有头痛、心烦易怒，夜卧不宁、舌红脉弦滑等表现，给予头痛2号方加入石决明、菊花平肝潜阳，首乌藤养心安神通血脉。患者服药后效果明显，故二诊时效不更方，连服20剂后痊愈。

三、丛集性头痛

（一）风邪上扰、脑络瘀阻是丛集性头痛的基本病机

中医学无丛集性头痛的病名诊断，但根据其临床表现属于"头痛""眉棱骨痛""首风""偏头风"等范畴。《普济方·头门》云："夫偏头痛之状……痛连额角。"对病名及症状进行了阐述。《素问·脉解》云："所谓客孙脉则头痛鼻衄"。《针灸甲乙经》云："风眩头痛，鼻不利，时嚏，清涕自出，风门主……头痛，善嚏，目如欲脱，汗出寒热，面赤，颊中痛，颈椎不可左右顾，目系急，虫原，攒竹主之。"指出内伤头痛而鼻流清涕、眼眶痛等不适，该描述与本病头痛发作时伴随症状相似。《素问·风论》云："风者，善行而数变。"《素问·太阴阳明论》云："伤于风者，上先受之。"风邪致病特点与丛集性头痛突然发作、时发时止相似，且头位居高巅顶，唯风可达，表明风邪是丛集性头痛的主要致病因素。《素问·阴阳应象大论》云："风气通于肝。"《临证指南医案·头痛》云："头为诸阳之会，与厥阴肝脉会于巅，诸阴寒邪不能上逆，为阳气窒塞，浊邪得以上拒，厥阴风火乃能逆上作痛。"指出风与肝脏密切相关，肝为风木之脏，肝失疏泄条达，易生内风，上扰清窍，引发头痛。肝失疏泄，气机不畅，血脉瘀阻，不通则痛。丛集性头痛病程日久，疼痛呈针刺样，且痛有定处，符合"病久入络""久病必瘀"的致病特点。因此，张树泉教授集各家之所长，结合自身临床实践经验，认为丛集性头痛病位在头，主要致病因素为风邪，与血瘀密切相关，病变脏腑责之于肝，基本病机为风邪上扰、脑络瘀阻。

（二）祛风平肝、活血通络是丛集性头痛的主要治法

基于丛集性头痛主要致病因素为风邪、与血瘀密切相关、病变脏腑责之于肝的发病特点，遵"治病必求于本"的基本原则，张树泉教授指出本病治疗重在祛风平肝、活血通络。《医学六要·头痛》云："凡头痛皆以风药治之者，总其大体而言之也。高巅之上，惟风可到。"张树泉教授师承古

训，强调祛风是治疗本病的基本要素，既要祛除外感之风，又要祛除内生之风，不论外感、内伤皆应随证应用，使药力直达病所。因"风气通于肝"，肝失疏泄，易生内风，且本病与肝关系密切，因此"平肝"是治疗的重要环节。丛集性头痛与血瘀密切相关，治以活血化瘀、通络止痛。

（三）自拟祛风消痛汤是治疗丛集性头痛的基础方

通过对丛集性头痛主要致病因素、病变部位、病变脏腑及主要治法的分析，张树泉教授采用自拟祛风消痛汤进行治疗，多能取得较显著的临床疗效。自拟祛风消痛汤组成：川芎30 g，白芷10 g，防风10 g，白芍30 g，柴胡15 g，香附10 g，酸枣仁10 g，全蝎10 g，蜈蚣2条，黄芩15 g，生石膏30 g，细辛5 g，白芥子10 g，清半夏10 g，沉香5 g，炙甘草6 g。方中重用川芎行气开郁，活血止痛。为血中之气药，诚如李杲云："头痛须用川芎，如不愈，加各引经药。太阳羌活，阳明白芷，少阳柴胡，太阴苍术，厥阴吴茱萸，少阴细辛。"丛集性头痛部位主要在单侧眶周，病属阳明经，以芳香通窍之白芷祛风止痛、通鼻窍。防风为祛风之要药，不论风寒、风热皆可选用。重用白芍既能柔肝缓急止痛，又能养血滋阴以息内风，尚可活血行气祛风，配伍炙甘草以增强缓急止痛之功，配伍柴胡、香附以增强疏肝解郁、调畅气机之功。酸枣仁养血安神，以助止痛。全蝎、蜈蚣性善走窜，功专活血化瘀，通络止痛。白芥子利气化痰，清半夏燥湿化痰，二者相合，增强祛痰通络止痛之功。黄芩与生石膏的使用以苔黄为指征，以清泄阳明经之火热。《药性赋》云："石膏治头痛。"细辛针对风寒侵袭，多随证配伍，温阳散寒而治头痛。沉香辛香走窜，能畅达血脉，通关开窍。全方配伍，升降并用，寒温并施，共奏祛风平肝、活血通络之功，风去肝平，血脉通达则头痛自止。

丛集性头痛致病因素众多，病情变化多端，在祛风消痛汤的基础上随证加减。侧重于外感风寒者，去黄芩、生石膏，加桂枝9 g，生姜6 g；侧重于外感风热者，去细辛，白芷用量减至3 g，加薄荷6 g；侧重于肝阳化风者，佐以平肝息风之品，去细辛，白芷用量减至3 g，加天麻10 g，石决明30 g；对于阴虚风动者，佐以养阴息风之品，加生地黄15 g，麦冬12 g。兼失眠多梦者，佐以重镇安神之品，加珍珠母30 g，煅磁石30 g；兼脾虚食少者，佐以健脾消食之品，加茯苓15 g，鸡内金10 g；兼心烦躁扰者，佐以清心除烦之品，加栀子10 g，淡豆豉10 g；兼痰浊壅盛者，佐以化痰开窍之品，加石菖蒲15 g，郁金10 g。

第四章 辨证论治，规范用药

（四）丛集性头痛验案举隅

张某，男，34岁，2017年11月14日初诊。因"头痛3年余，加重10日"于门诊就诊。患者既往体健，平素急躁易怒，3年前外感风寒后遗留头痛，以右侧颞部、额部、眼部剧烈疼痛为主，呈阵发性，伴有乏力汗出，球结膜充血，流清涕，每天发作2~4次，每次持续15~60分钟，夜间发作时严重影响睡眠。否认过敏史、家族遗传病史。症见神志清楚，精神状态良好，查体合作，对答切题，舌质淡红，苔薄白，舌尖有瘀点，舌下络脉紫暗迂曲，脉弦。体温36.5 ℃，血压126/84 mmHg，呼吸20次/分，脉搏87次/分。神经系统查体未发现阳性体征。常规理化检查及脑部CT检查未见异常。张树泉教授根据既往外感风寒后出现头痛的病史，结合舌脉，四诊合参。西医诊断：丛集性头痛；中医诊断：偏头风，风邪内伏，肝阳上亢，脑络瘀阻。治法：疏风平肝，活血通络。处方：祛风消痛汤加减（川芎30 g，桂枝9 g，白芷10 g，防风10 g，荆芥10 g，白芍30 g，柴胡15 g，香附10 g，酸枣仁10 g，全蝎10 g，蜈蚣2条，细辛5 g，白芥子10 g，沉香5 g，生姜6 g，炙甘草6 g），7剂，每日1剂，水煎至200 mL，早晚分服。

二诊：患者自诉服3剂药后头痛明显减轻，睡眠略浅，舌脉如前。药已奏效，守方应用，酸枣仁剂量加至20 g，首乌藤15 g。7剂。

三诊：患者自诉服用上方后头痛基本消失，睡眠恢复正常。上方桂枝用量减至3 g，续服14剂，以巩固疗效。随访6个月，未见发作。

按语：患者为青年男性，平素急躁，易致肝气郁结，失于疏泄，气郁化火，火热生风，加之3年前外感风寒，治疗失当，郁伏体内，内外风相合，循经上扰清窍而发为头痛。患者病程较久，考虑"久病多瘀"，结合舌尖瘀点、舌下络脉紫暗迂曲，乃血瘀之证。患者头痛发作特点及理化检查结果符合西医丛集性头痛诊断标准。因此，西医诊断为丛集性头痛，中医诊断为偏头风，属风邪内伏、肝阳上亢、脑络瘀阻证。治疗宜祛除伏邪之外风与肝郁化火之内风，兼以活血化瘀、通络止痛。处方采用自拟祛风消痛汤加减，取得了较满意的治疗效果。

第四节 失眠的中医辨证治疗

失眠也称不寐，是由于外感或内伤等病因，致使脏腑功能失调，心神不安，以致经常不易入眠的一种病证。

失眠的病情不一，如《杂病源流犀烛》所举"有通宵不寐者，有寐即惊醒者，有喘不得寐者，有虚劳烦热不寐者，有肝虚惊悸不寐者，有方卧即大声鼾睡，少顷即醒者"均属失眠范畴。

一、病因病机

人之睡眠，《黄帝内经》有明确记载，《灵枢·大惑论》说："夫卫气者，昼日常行于阳，夜行于阴，故阳气尽则卧，阴气尽则寤。"即人之睡眠乃人体阴阳盛衰的结果，若人体因某种原因致阴阳失调，当盛不盛，当衰不衰，则可发生不寐。造成阴阳失调的原因有许多，归纳起来有以下几个方面。

（一）心脾两虚，神失所养

心主血而藏神，心虚则神不藏。脾主运化，濡养心神，若脾虚则运化失职，化源不充，心神失养，心神不安则失眠。故《景岳全书·不寐》中说："无邪而不寐者，必营血之不足也，营主血，血虚则无以养心，心虚则神不守舍。"若因思虑过度，久病失调，慢性出血及妇女崩漏产后，老年人气虚血少等均能导致气血两虚、心神失养而致不寐。

（二）阴虚火旺，上扰心神

1. 心阴不足

心阴不足则心火亢盛，火热上扰心神，以致心神不安，夜不成眠。如陶华《伤寒六书》云："阳盛则阴虚，则昼夜不得眠。盖夜以阴为主，阴气盛则目闭而卧安，若阴为阳所胜，故终夜烦扰而不得眠也。所谓阴虚则夜争者是也。"凡因劳心过度，或久病伤阳，耗伤心血，均可因心火亢盛，上扰心神而致虚烦失眠。《景岳全书》中亦曰："凡人以劳倦思虑太过者，必致血液耗亡，神魂无主，所以不寐。"

2. 肾阴不足

心主火，肾主水，心火下降，肾水上济，心肾交通，心神得安，方能安卧。如《石室秘录》中记载："人病心惊不安，或夜卧不睡者，人以为心之病也，谁知非心病也，肾病也……然则欲安心者，当治肾。"徐东皋亦说："有因肾水不足，真阴不升，而心火独亢，不得眠者。"若因房劳过度，久病伤精，肾阴耗伤，即可导致肾水不足，不能上承于心，水火不济；或因五志过极，心火内炽，不能下交于肾，肾阴虚则志伤，心火盛则神动，心肾失交而神志不宁，因而不寐。

3. 肝阴不足

唐容川《血证论·卧寐》说："肝病不寐者，肝藏魂，人寤则魂游于目，寐则魂返于肝，若阳浮于外，魂不入肝，则不寐，其证并不烦躁，清睡而不得寐，宜敛其阳魂，使入于肝。"肝主藏血，藏魂，人卧则血归于肝，神魂安于宅而安卧。若因失血过多，或久病营阴亏损，导致肝阴不足，血虚则魂失所藏，则产生不寐。或因肝气郁结，郁久化火，灼伤阴液，虚火上扰心神，亦可导致不寐。沈金鳌《杂病源流犀烛》曰："肝虚而邪气袭之者，必至魂不守舍，故卧则不寐，怒益不寐，以肝藏魂，肝主怒也。"

（三）心虚胆怯，魂神不宁

宋代严用和在其著作《济生方》中说："心者君主之官，神明出焉。胆者，中正之官，决断出焉。"说明人体在正常情况下，胆与心共同参与精神意识方面的活动，并且在判断事物、做出决断方面主要依靠胆的功能。如《素问·六节藏象论》说："凡十一脏取决于胆。"若胆气虚，决断失司，致心神不宁，则生不寐。形成心胆虚怯的病因有三：一为体质素弱，心胆素虚，善惊易恐，夜寐不安，如《沈氏尊生书》所说："心胆俱怯，触事易惊，睡梦纷纭，虚烦不寐。"二为暴受惊骇，情绪紧张，终日惕惕，渐至胆怯心虚而不寐。三为肝胆郁热，日久灼液为痰，痰热内扰，亦可致不寐。如《类证治裁·不寐》中说："由胆火郁热，口苦，心烦，温胆汤加牡丹皮、栀子、钩藤、桑叶。"唐容川《血证论·卧寐》中说："肝经有痰，扰其魂而不得寐者，温胆汤加枣仁治之。"

（四）胃气不和，气机扰攘

饮食不节，宿食停滞，或胃肠积热，以致胃失和降，而不得安卧。《素问·逆调论》有"胃不和则卧不安"，《素问·厥论》中亦有"腹满䐜胀、后不利，不欲食，食则呕，不得卧"的论述。

二、诊鉴要点

不寐的概念较为明确，不易与其他疾病相混淆。但不寐作为一个症状也可以出现在其他疾病中，但并不是主症，要与不寐证加以区别。

在古代医籍文献中不寐亦曰"不得卧"，但不得卧在概念上有两种意思，一是不寐；二是因疾病所苦，不能躺下。如《金匮要略·痰饮咳嗽病脉证并治》曰："咳逆倚息不得卧，小青龙汤主之。"《金匮要略·胸痹心痛短气病脉证治》："胸痹不得卧，心痛彻背者……"，可见其不得卧和不寐有明显的不同。但《伤寒论·辨少阴病脉证治》中的"少阴病，得之二三日以上，心中烦，不得卧，黄连阿胶汤主之"，其中"不得卧"则是不寐证。临床上应加以鉴别。

凡以失眠或不易入睡，或睡而易醒，或睡中多梦为主要临床表现者，均可诊断为不寐。

导致不寐的原因虽多，但总与心、脾、肝、肾诸脏关系密切，一旦抓住脏腑病变的特点，就不难识证。若心悸不寐，体倦神疲，则病在心脾；若虚烦不寐，口舌生疮，腰痛耳鸣，则病在心肾；若心悸多梦，睡眠易醒，则病在心胆等。

三、辨证论治

（一）心脾两虚

1. 主症

不易入睡，或多梦易醒，心悸气短，体倦乏力，口淡无味，不思饮食，面色萎黄，腹胀或便溏。舌质淡，舌苔薄白，脉象细弱。

2. 治法

补益心脾，养心安神。

3. 方药

轻症：归脾汤（《济生方》），人参、黄芪、白术、茯神、炒酸枣仁、桂圆肉、木香、甘草、当归、远志、生姜、大枣。

中症：茯神散（《普济本事方》），茯神、熟地黄、白芍、川芎、当归、白茯苓、桔梗、党参、红枣。

重症：七福饮（《景岳全书》），人参、熟地黄、当归、白术、炙甘草、酸枣仁、远志。

第四章 辨证论治，规范用药

（二）阴虚火旺

1. 主症

心烦不寐，手足心热，口舌生疮，咽干口渴，心悸盗汗。舌红少苔，脉细数。

2. 治法

滋阴降火，清心安神。

3. 方药

轻症：朱砂安神丸（《内外伤辨惑论》），朱砂、黄连、甘草、地黄、当归。

中症：黄连阿胶汤（《伤寒论》），黄连、黄芩、白芍、阿胶、鸡子黄。

重症：天王补心丹（《世医得效方》），人参、玄参、丹参、当归、天冬、麦冬、生地黄、茯苓、茯神、五味子、远志、桔梗、柏子仁、酸枣仁。

4. 历代方选

（1）圣愈汤（《济阴纲目》）：治血虚心烦，睡卧不宁或五心烦热。人参、川芎、当归、熟地黄、生地黄、黄芪。

（2）益荣汤（《重辑严氏济生方》）：治思虑过度，心血耗伤，怔忡恍惚不寐。人参、芍药、酸枣仁、柏子仁、川芎、白芍、肉桂。

（3）茯苓补心汤（《和剂局方》）：治思虑过多，心神溃乱，烦躁不寐。白茯苓、白茯神、麦冬、生地黄、当归、半夏曲、陈皮、甘草、淡竹叶、灯心草。

（三）心肾不交

1. 主症

虚烦不寐，头晕耳鸣，盗汗口干，腰膝酸软，健忘，男子滑精，女子月经不调。舌红少苔，脉细数。

2. 治法

交通心肾。

3. 方药

轻症：交泰丸（《医方集解》），川黄连、桂心。

中症：酸枣仁汤（《秘传证治要诀及类方》），酸枣仁、远志、黄芪、白茯苓、莲肉、当归、人参、茯神、陈皮、炙甘草。

重症：心肾交补丸（《罗氏会约医镜》），熟地黄、枣皮、山药、茯苓、酸枣仁、杜仲、北五味子、当归、远志。

4. 历代方选

（1）山药地黄丸（《鸡峰普济方》）：治心肾气不足，惊悸健忘，梦寐不安。山药、远志、熟地黄、天冬、龙齿、五味子、白茯苓、麦冬、车前子、茯神、地骨皮、肉桂。

（2）定惊补肾汤（《辨证玉函》）：治心惊而夜不寐，此肾水之竭，急用定惊补肾汤。熟地黄、山茱萸、黄连、肉桂、半夏、北五味子、牛膝、葳蕤、当归、牡丹皮、沙参、薏苡仁、芡实、白芥子、巴戟天、白术。

（3）止惊补心汤（《辨证玉函》）：治心惊不寐。人参、白术、茯苓、酸枣仁、朱砂、竹茹、远志、甘草、麦冬、黄连、肉桂、半夏、北五味子。

（四）血虚肝郁

1. 主症

难以入睡，多梦易惊，急躁易怒，胸胁苦满。舌红，苔少或黄，脉弦数。

2. 治法

养血疏肝，宁心安神。

3. 方药

轻症：酸枣仁汤（《金匮要略》），酸枣仁、甘草、知母、茯苓、川芎。
中症：丹栀逍遥散（《校注妇人良方》），当归、白芍、柴胡、茯苓、白术、甘草、生姜、薄荷、牡丹皮、栀子。
重症：珍珠丸（《普济本事方》），珍珠母、当归、熟地黄、人参、酸枣仁、柏子仁、犀角、茯神、沉香、龙齿、朱砂。

4. 历代方选

畅郁汤（《不居集》）：治肝脾血少，血虚有火、善怒、善恐，不眠。丹参、谷芽、白芍、茯苓、扁豆、钩藤、菊花、连翘、甘草、荷叶。

（五）心虚胆怯

1. 主症

心悸多梦，时易惊醒，终日惕惕，胆怯恐惧，或有乏力，自汗，短气。

第四章 辨证论治，规范用药

舌质淡，苔薄白，脉弦细。

2. 治法

益气镇惊，安神定志。

3. 方药

轻症：安神定志丸（《医学心悟》），人参、茯苓、茯神、远志、菖蒲、龙齿。

中症：高枕无忧散（《经验广集》），人参、生石膏、陈皮、半夏、白茯苓、竹茹、枳实、麦冬、桂圆肉、甘草、酸枣仁。

重症：远志丸（《张氏医通》），远志、菖蒲、茯神、白茯苓、人参、龙齿、朱砂。

4. 历代方选

（1）加味温胆汤（《普济内外全书》）：治心胆虚怯、触事易惊，短气心悸。人参、枳壳、甘草、竹茹、枣仁、熟地黄、茯苓、半夏、陈皮、远志、五味子、朱砂、生姜、大枣。

（2）定惊清神丸（《普济内外全书》）：治心惊肉跳，神魂不安。生地黄、茯神、甘草、远志、菖蒲、当归、黄连、酸枣仁、朱砂、灯心草。

（3）坚胆汤（《辨证录》）：治心胆气虚，如人将扑，惊悸失眠。白术、人参、茯神、白芍、铁粉、朱砂、天花粉、生酸枣仁、竹茹。

（六）痰热上扰

1. 主症

心烦失眠，口干口苦，头重目眩，胸闷恶心，痰多色黄。舌质红，苔滑腻，脉滑数。

2. 治法

清热化痰，宁心安神。

3. 方药

轻症：温胆汤（《备急千金要方》），半夏、橘皮、茯苓、竹茹、枳实、甘草、生姜、大枣。

中症：十味温胆汤（《景岳全书》），半夏、枳实、陈皮、白茯苓、人参、熟地黄、酸枣仁、远志、五味子、炙甘草。

重症：清火涤痰汤（《医学腾义》），丹参、橘红、胆南星、僵蚕、菊花、杏仁、麦冬、茯神、柏子仁、贝母、竹沥、姜汁。

4. 历代方选

（1）加味宁神丸（《杂病源流犀烛》）：治一切痰火之痰。生地黄、当归、白芍、茯神、麦冬、陈皮、贝母、姜远志、川芎、酸枣仁、黄连、甘草、辰砂。

（2）清镇汤（《杂病源流犀烛》）：治心劳太过，血虚痰热内蕴。茯神、酸枣仁、远志、菖蒲、石莲、当归、生地黄、贝母、麦冬、柏子仁。

（七）胃气不和

1. 主症

反复颠倒，不得入睡，脘闷嗳气，恶心呕吐，腹中不适，大便异臭。舌苔黄腻，脉滑数。

2. 治法

消导和胃。

3. 方药

轻证：保和丸（《丹溪心法》），茯神、山楂、茯苓、半夏、陈皮、连翘、莱菔子。

中证：越鞠丸（《丹溪心法》），川芎、苍术、香附、栀子、神曲。

重证：调胃承气汤（《伤寒论》），大黄、芒硝、生甘草。

4. 历代方选

（1）半夏秫米汤（《灵枢·邪客》）：治胃脘积滞，睡卧不宁。半夏、秫米。

（2）大和中饮（《景岳全书》）：治寒湿伤脾，霍乱吐泻及痰饮水气，胃脘不清。陈皮、厚朴、干姜、炙甘草。

四、预后判析

失眠一证，虽分心脾两虚、阴虚火旺、心肾不交、血虚肝郁、心胆气虚、痰热上扰、胃气不和等若干类型，但总不外乎两个方面，一为邪盛，一为正虚。如张仲景所说："一由邪气之神，则以祛邪为主，邪去则正安。"治疗效果较好，则病程较短。如《景岳全书》所说："邪居神室，卧必不宁，若药已对证，则一匕入咽，群邪顿退，盗贼甫去，民即得安。"若属久病，思虑劳伤致五脏受损，营阴不足，特别是虚实夹杂，正虚邪实，正虚难

第四章 辨证论治，规范用药

以骤复，邪实不能速去，病情易于反复，治疗效果不理想，个别预后差，一般预后良好。

五、摄护措施

1. 注意精神调摄，患者必须清除紧张情绪，戒烦恼，心情舒畅，睡前少谈话、少思虑，避免烟酒茶等刺激之物。

2. 注意生活规律，适当进行体力锻炼。每日若有适当的体育锻炼和体力劳动，可以促进身心健康。平时注意保持良好生活规律，按时作息，养成良好睡眠习惯。古人尚有睡法指导睡眠，"睡不厌蜷，觉不厌舒，蜷者，曲膝蜷腹，以左右肋侧卧，修养家所谓狮子眠是也。如此则气海深满，丹田常暖，肾水易生，益人多宏。"

3. 医护人员应多做患者的思想工作，解除其疑虑，可获得良好的效果。

张树泉教授通过多年临床实践，借鉴多位名家的经验，逐渐提出了自己的治疗思路，对失眠的治疗有了独到的见解，其中补肾法治疗肾阴不足、心肾失交所致的失眠效果极佳。

张树泉教授在多年临床实践中发现，肾阴亏损致失眠在临床中尤为多见。素体阴虚或房劳过度致肾阴耗伤，阴衰于下，不能上奉于心，水火不济，心火独亢，心肾失交而致不寐；年事已高或他病及肾，致肾阴亏虚，阴血不足，不能养神，神不安则不寐。肾虚不藏，阳浮于外是"不寐"的重要病机。张树泉教授认为，肾虚不能运血致血瘀；肾阴不能制阳则火旺；肾精不足，精血同源则致血虚。《景岳全书》提出"真阴精血不足，阴阳不交，而神有不安其室耳"，清代《冯氏锦囊》亦提出"壮年人肾阴强盛，则睡沉熟而长，老年人阴气衰弱，则睡轻微易知"，说明不寐与肾阴盛衰关系密切。

方药：熟地黄 10 g，黄精 20 g，山药 15 g，赤芍 10 g，茯苓 10 g，泽泻 10 g，酸枣仁 30 g，薏苡仁 30 g，百合 30 g，煅牡蛎 45 g，珍珠母 30 g，五味子 15 g，五加皮 10 g，天麻 10 g，柴胡 15 g，郁金 15 g。熟地黄滋肾阴益精髓，黄精与山药双补脾肾，泽泻宣泄肾浊，赤芍清泻肝火，茯苓淡渗脾湿、宁心安神。安神 2 号方以六味地黄丸为基础方，以黄精取代山萸肉，黄精归脾、肺、肾经，具有补气养阴、健脾润肺益肾的作用。张树泉教授认为黄精偏补肾阴，山萸肉平补肾阴阳，本方以补肾阴为主；煅牡蛎、珍珠母潜敛耗泄之心气，镇心安神而除烦躁；天麻清利头目；酸枣仁甘酸质润，养血补肝，宁心安神；百合养阴清热，滋补精血，百合朝开暮合，引阳气而归阴分；薏苡仁利湿健脾，健脾以资肾水心阴。以上药物合用，共奏清利头目、引阳入阴、养心安神之功。五味子滋肾、涩精；五加皮补肝肾、利水。张树泉教授在临床上常用此配伍治疗兼有肝郁的患者，效果奇佳，失眠患者多情绪不佳，故加此两味。郁金行气解郁、清心凉血；柴胡归肝经、疏泄气机之郁滞。全方补泻相伍，起到补益肝肾、疏通气机、清泻肝火、养血安神的作用。

六、失眠验案举隅

王某，女，69岁，2015年12月21日初诊。患者自述近2个月来入睡困难，眠浅易醒，甚则彻夜不眠，心烦易怒，健忘。舌红少苔微黄，脉弦细数，纳可，二便调。血压140/90 mmHg，心电图无异常，颅脑CT示多发性腔隙性脑梗死。中医诊断：不寐，阴虚火旺证。西医诊断：睡眠障碍。原方去薏苡仁、珍珠母，加黄连9 g，栀子15 g，远志15 g。7剂，水煎服，每日1剂。嘱其调畅情志、放松心情。

二诊：患者症状明显减轻，舌红苔薄白，脉弦细，睡眠时间延长，原方继服7剂。

三诊：患者症状基本消失，去黄连、远志，继服7剂巩固疗效。2个月后随访未再复发。

按语：患者年事已高，脏腑功能衰弱，而致肾阴亏虚，阴阳失调，阴虚不能制阳，形成阴虚火旺证，日久生热化火，心火旺于上，肾阴亏于下，心肾失交致不寐，火旺故心烦易怒，苔黄。舌、脉均为阴虚火旺之象。本方滋肝肾、降心火、调气机；用黄连、栀子清心火，远志交通心肾。

第五节 眩晕的辨证治疗

一、概述

眩是眼花，晕是头晕，二者常并见，故统称为"眩晕"。轻者闭目即止，重者如坐车船，旋转不定，不能站立，伴有恶心、呕吐、汗出，甚则昏倒等症状。因体位改变所致的晕车、晕船等不在本篇讨论范围内。

眩晕在古代医籍中有多种名称。《黄帝内经》中有"头眩""眩冒"

第四章 辨证论治，规范用药

"掉眩""徇蒙尤"的记载。《金匮要略》中称为"冒眩""癫眩"。《诸病源候论》称其为"风眩"。《太平圣惠方》称其为"头旋"。《济生方》称其为"眩运"。直至宋代陈言才在《三因极一病证方论》中正式提出了"眩晕"的名称。清代李用粹在《证治汇补》中曰："眩者，言视物皆黑；晕者，言视物皆转。二者兼有，方曰眩晕。"明确指出了眩和晕的区别。

关于眩晕的病因病机，《黄帝内经》论述颇多。有因虚致病者，如《灵枢》曰："上虚则眩""髓海不足……胫酸眩冒""上气不足……目为之眩"有因外邪致病的，如《灵枢·大惑论》曰："故邪中于项，因逢其身之虚……目眩以转矣。"有责之于肝者，如《素问·至真要大论》曰："诸风掉眩，皆属于肝。"有从运气而论者，如《素问·六元正纪大论》曰："木郁之发……甚则耳鸣眩转。"张仲景认为眩晕的病因或为邪袭太阳，或为邪郁少阳，或为肠中有燥屎，或为胃肠虚衰，或为阳虚水泛，或为阴液枯竭，或为痰饮停积等方面因素，并拟订了相应的治法方药，如苓桂术甘汤、小半夏加茯苓汤、泽泻汤等治疗痰饮眩晕，一直为后世所沿用。金元时期，百家争鸣，丰富了对眩晕的认识。如刘河间主张以风火立论，认为风火属阳，阳主升动，为眩为晕。李东垣主张以脾虚痰浊立论，认为脾胃气虚，痰浊上逆，为眩为晕，强调"眼黑头眩，风虚内作，非天麻不能除"。朱丹溪主张以痰立论，认为"无痰不作眩"，提出以治痰为先。明代虞抟另辟蹊径，提出了"血瘀致眩"论，当时已对跌仆损伤导致的眩晕有了初步认识。徐春甫以虚实分论，并指出虚有气虚、血虚、阳虚之分，实有风、寒、暑、湿之别。张景岳强调"无虚不能作眩，当以治虚为主，而酌兼其标"，并指出，"眩晕一证，虚者居其八九，而兼火兼痰者，不过十中一二耳。"程仲龄重视以大剂量参、附、芪治疗眩晕虚证。陈修园较全面地论述和总结了前人关于眩晕病因病机的各种观点，并概括为"风""火""痰""虚"四字，亦主张依虚实不同进行辨证论治。

由于眩晕一证的病因不同，其病机亦各异，有虚者，有实者，有在经络者，有在脏腑者，然均可影响至脑而发病。《灵枢·海论》和《灵枢·口问》所述的"髓海不足""上气不足"而致眩晕，实际上就已指出了眩晕的病位在脑，所以眩晕是脑功能失调的结果。

二、病因病机

(一) 外感致眩

1. 风热上扰

风热皆属阳邪,俱能上犯。若外感风热邪气,上扰清窍,壅阻经脉,清窍失和,神机失用,则发为眩晕。

2. 湿热壅阻

伤于湿热,或外感暑湿,湿随暑热蒸腾,壅闭清窍,阻滞气机,阻遏经脉,也可导致眩晕。

3. 风寒外束

风寒外感,凝滞气机,郁遏卫气,经脉不利,清气不能上达,官窍失和,则发眩晕。

4. 暑热蒸迫

暑热皆为阳热邪气,极易上犯,闭塞清窍,扰乱神机,导致眩晕、头昏,甚则暴厥不知人事。

外感眩晕其病性属实,有寒热之分。病位多在肤表,与肝胆及少阳经脉有关。病机为营卫失养,经脉不利,清窍失和,神机被扰。

(二) 外伤致眩

外伤导致的眩晕,病因比较单纯,但病机却较为复杂。

跌打撞击,以致头破颅伤,脑髓受累,神机失常,发为眩晕。长期伏案工作或喜高枕睡眠者,则属于慢性劳伤。

本病初期,头颅损伤,脑髓破损,经脉破裂,瘀血内阻,或脑髓震动,气血失和,其病机主要是脑髓损害与瘀血内结,病理属性以实为主。后期瘀血逐渐消散,但往往散而未尽。脑髓损伤日久累及五脏,而以肝肾亏虚最为常见。此外,一些患者在头颅外伤时并无破损,但却可因此而导致气机失和,气血运行失常,脏腑功能失调的病机变化。因此,出现正虚邪结,脉络瘀阻,虚实夹杂,本虚标实或气血失和的病机特点。

(三) 内伤致眩

内伤所致的眩晕主要与情志失调、饮食失节、劳欲过度、久病失养等因素有关。发病脏腑主要在肝、脾、肾三脏,病理因素责之风、火、气、痰、瘀诸端。病理属性多为本虚标实,其实者,主要在肝、脾二脏,标实有肝气、肝火、肝风、肝阳、脾湿、痰浊、痰热、瘀血等;本虚责在脾、肾二脏,有脾虚气血不足、肾虚阴阳精气匮乏等。历代医家所说的"诸风掉眩,皆属于肝""无痰不作眩""无虚不作眩",其理即在于此。

三、诊断要点

1. 患者自觉眼花或眼前发黑,视物模糊,或自觉外界景物自身旋转、动摇、晃动、有漂浮感。
2. 诊见站立不稳,身体向一侧倾斜,时常欲跌倒,不敢站立或行走。
3. 常伴有耳鸣、耳聋、恶心、呕吐、汗出、肢体震颤等。
4. 外感眩晕多见于青年人;内伤眩晕多见于中年以后,老年居多。
5. 可有不同病史,如外感、饮食、情志、劳欲、劳伤、外伤等。

四、鉴别诊断

眩晕证应与厥证、痫证、中风、头痛等相鉴别。

(一) 眩晕与厥证

眩晕是患者自觉眼花,如坐舟车,发作严重者见欲仆或晕眩仆倒,与厥证相似。但眩晕一般无昏倒不省人事,而厥证是指突然昏倒,不省人事,四肢厥冷,片刻自行苏醒而无后遗症的一种病证,其病机多为气机逆乱、升降失常、阴阳之气不相顺接所致。眩晕是本虚标实,脑海失灵或脑窍不利而发病。厥证属临床急症之一,眩晕病情以缓者多见。厥证发作前及缓解期常兼见眩晕。眩晕日久不愈,可演变成厥证。

(二) 眩晕与痫证

眩晕发作严重见眩仆者,与痫证之昏仆相似,而且痫证发作前的眩晕、胸闷等先兆症状及缓解期的神疲乏力、眩晕等也与眩晕病相似。然而痫证是一种发作性神志病,以猝然昏仆,两目上视,四肢抽搐,口吐涎沫或口中如作猪羊叫声,移时苏醒,醒后如常人为特征。其病因病机为情志所伤,大惊卒恐,损伤肝肾,肝风夹痰,上蒙脑窍,或与先天禀赋有关,母腹受惊,脏气失调,气机逆乱而发病。眩晕则有内伤和外感之别,本虚标实。两者鉴别要点，一是既往史；二是痫证之昏仆必不省人事，而眩晕之仆倒则不然。同时痫证必见口吐涎沫，两目上视，四肢抽搐，或口中如作猪羊叫声，移时苏醒。

（三）眩晕与中风

中风之中脏腑阶段昏仆与眩晕之甚者眩仆相似，中风之中经络阶段所见的眩晕与眩晕病亦相似。但中风是以猝然昏仆、不省人事，伴口眼歪斜、半身不遂、语言不利，或不经昏仆仅以㖞僻不遂为主症的一种疾病。其病因病机以内伤为主，外风发病少见，外邪多为其诱因之一，在本属阴阳偏胜，气血上逆。眩晕虽以内伤致病为主，然外邪致病者亦为不鲜，在本为肝肾不足，气血虚弱，使脑窍失养或失利。两者鉴别要点是眩晕之晕眩仆倒较轻，中风昏仆较甚而必不省人事，且不伴㖞僻不遂，中风之中经络者虽无不省人事，但以㖞僻不遂为主症，眩晕者无此后遗症。

（四）眩晕与头痛

眩晕和头痛均属患者的自觉症状，病位皆在脑。临床可单独出现，亦可同时出现。但眩晕以头晕眼花、站立不稳为主要特征，头痛则以头部疼痛为主要特征，两者病因均有外感与内伤两方面，然头痛因外感而病者较多，眩晕因内伤而病者较多。在辨证方面，头痛偏于实证者较多，眩晕偏于虚证者较多，临床不难鉴别。

五、辨证论治

（一）辨证要点

1. 首辨外感内伤

青壮年在外感病的同时，或外感病后 2～3 周发生眩晕，多属外感眩晕。中年以后发生的眩晕多属内伤眩晕。有外伤史的眩晕多是外伤性眩晕。

2. 次辨虚实属性

外感属实。中年以后，缓慢起病，病程较长，体质虚弱者，以虚为主。兼见风火痰瘀者，多属实，或虚实夹杂。

3. 其他

外感辨其寒热属性，内伤辨其脏腑病位。

第四章 辨证论治，规范用药

（二）治疗原则

发作期定眩以治标，休止期逐邪扶正以治本。

外邪当散，须分寒热。内伤需分虚实，邪实治当镇肝息风、化痰降逆、活血通窍；正虚则当补益，分清气血阴阳亏虚，在脾、在肾，分别施治。内伤眩晕的治疗总以治肝、治痰、治瘀、补虚为首要。

（三）分证论治

1. 外感眩晕

（1）风热上扰

症状：热病过程中，或热病之后出现头晕目眩，恶心欲吐，发热恶寒，咽痛鼻塞，口干或渴，舌质红，苔薄黄，脉浮或弦数。

治法：疏风清热。

方药：银翘散。

本证亦可选用甘菊散（《圣济总录》），菊花、旋覆花、防风、石膏。热盛用干葛防风汤（《症因脉治》），葛根、防风、荆芥、石膏、知母。

（2）少阳郁热

症状：眩晕耳鸣，头痛口苦，头目不爽，咽干目赤，或见寒热阵作，舌质红，苔薄黄而干，脉弦细或弦数。

治法：和解少阳，清解郁热。

方药：小柴胡汤去半夏，加蝉蜕、僵蚕、蔓荆子、钩藤。

若热象已不著，仅见眩晕恶心，头目不爽，胸胁不适，纳呆食少，苔薄白，脉弦细，可用柴胡桂枝汤。少阳风寒眩晕，左脉弦紧，用柴胡羌活汤（《症因脉治》），柴胡、羌活、防风、川芎）。

（3）暑热上蒸

症状：盛暑季节，或高温作业，出现头晕目眩，头痛烦躁，身热面赤，胸闷恶心，口渴汗闭，舌质红，舌苔黄乏津，脉洪大滑数。

治法：清热解暑，益气生津。

方药：竹叶石膏汤（《伤寒论》），竹叶、生石膏、半夏、麦冬、人参、炙甘草、粳米。

湿热或暑热为患，可用蒿芩清胆汤。

(4) 风湿困阻

症状：头目昏眩，头重如裹，身体沉重，体倦乏力，脘痞纳呆，舌苔白腻，脉濡。

治法：祛风胜湿，理气通阳。

方药：羌活胜湿汤（《兰室秘藏》），羌活、独活、川芎、防风、藁本、蔓荆子、甘草。

《医心方》之四时散亦可选用秦艽、独活、茯神、山药；功能祛风除湿，健脾安神；主治风气、风眩、头面病。

(5) 风寒束表

症状：头目不爽，昏眩不适，周身拘束，或见寒热，头身疼痛，苔薄白，脉浮。

治法：疏风散寒，通阳利窍。

方药：葛根汤（《伤寒论》），葛根、桂枝、麻黄、白芍、炙甘草、生姜、大枣。

2. 外伤后眩晕

(1) 瘀血阻窍

症状：头颅外伤，眩晕头痛，面暗神疲，健忘失眠，或见官窍失聪，舌质暗，或见瘀点、瘀斑，苔薄白，脉弦涩或细涩。

治法：活血化瘀、通络利窍。

方药：通窍活血汤（《医林改错》），麝香、川芎、桃仁、红花、赤芍、当归、老葱、生姜、黄酒。

(2) 瘀阻水停

症状：外伤日久，眩晕头痛，经久不愈，舌质暗淡，舌体胖大，苔薄白而腻，脉滑大。

治法：活血化瘀，利水通窍。

方药：桂枝茯苓丸（《金匮要略》），桂枝、茯苓、桃仁、牡丹皮、赤芍加味。

(3) 脑髓损伤

症状：外伤之后，头昏目眩，精神疲惫，健忘失眠，面晦无华，腰膝酸软，舌质淡嫩，或舌体瘦小，苔薄而少，脉细弱。

治法：滋肾填精，养脑生髓。

方药：大补元煎（《景岳全书》），熟地黄、山药、山茱萸、枸杞子、人

第四章 辨证论治，规范用药

参、当归、杜仲、炙甘草，加橘络、乌梢蛇。

（4）气血失和

症状：头目昏眩，心悸失眠，精神不振，纳少乏力，舌质淡红，苔薄白，脉弦细。

治法：调气和血，振奋气机，通达阳气。

方药：柴胡桂枝汤（《伤寒论》），柴胡、桂枝、白芍、黄芩、半夏、人参、炙甘草、生姜、大枣。

3. 内伤眩晕

（1）髓海空虚

症状：眩晕、耳鸣、腰膝酸软、遗精滑泄、神疲健忘、少寐多梦。偏于阴虚者，五心烦热，颧红咽干，舌嫩红少苔，脉弦细数；偏于阳虚者，形寒肢冷，面色苍白或黧黑，舌质胖嫩，脉沉细。

治法：填精补髓充脑。偏于阴虚者滋阴，偏于阳虚者温阳。

方药：偏于阴虚者用左归丸（《景岳全书》），熟地黄、山药、山萸肉、枸杞子、菟丝子、鹿角胶、牛膝、龟板胶。

偏于阳虚者用右归丸（《景岳全书》），熟地黄、山药、山萸肉、杜仲、枸杞子、菟丝子、肉桂、附子、鹿角胶、当归。

（2）气血虚弱

症状：眩晕，动则加甚，劳累则发，神疲懒言，气短声怯，心悸怔忡，健忘少寐，纳谷不香，面色苍白或蜡黄，唇甲无华，舌质淡嫩，边有齿痕，脉细弱。

治法：补气养血益脑。

方药：归脾汤（《济生方》），白术、茯苓、黄芪、人参、酸枣仁、远志、当归、龙眼肉、木香、甘草、生姜、大枣。

（3）肝阳上亢

症状：眩晕耳鸣，头痛且胀，面色潮红，急躁易怒，失眠多梦，每遇恼怒或烦劳则加重，目赤、口苦、尿赤、便秘，舌红苔黄糙，脉弦或弦数。

治法：平肝潜阳，息风清脑。

方药：天麻钩藤饮（《中医内科·杂病证治新义》），天麻、钩藤、生石决明、山栀、黄芩、川牛膝、杜仲、益母草、桑寄生、首乌藤、朱茯神。

（4）痰浊中阻

症状：眩晕、头重如蒙，胸闷恶心，呕吐痰涎，少食多寐，倦怠无力，

73

舌苔白腻，脉濡滑。

治法：健脾燥湿，化痰息风。

方药：半夏白术天麻汤（《医学心悟》），半夏、白术、天麻、陈皮、茯苓、甘草、生姜、大枣。

第六节　中风病的总体辨证治疗

一、概述

中风又名脑卒中，是以猝然昏仆、不省人事，伴口眼歪斜、半身不遂、语言不利，或不经昏仆而仅以㖞僻不遂为主症的一种疾病。因起病急骤，证见多端，变化迅速，与风性善行数变的特性相似，故以中风名之。现代医学中的脑出血、脑血栓形成脑梗死、蛛网膜下腔出血、脑血管痉挛及周围性面神经瘫痪等疾病，均可参照本节进行辨证施治。

二、病因病机

1. 正气不足，络脉空虚，风邪入中经络，气血痹阻，筋脉失养。

2. 年老体衰或气血虚弱，肾元不固，虚风内动，心神受扰，经脉壅阻。

3. 肾阴不足，无以养肝，肝阳亢盛，内热生风，风热上冲，心神昏冒，虚阳浮越。

4. 五志过极，心火暴盛，或暴怒伤肝，肝阳暴动，引动心火，风火相煽，气血并走于上，心神昏冒。

5. 饮食劳倦，脾失健运，聚湿生痰，痰郁化热；或肝阳素旺，犯脾生痰；或肝火炼液成痰、肝风痰火横窜经络，蒙蔽清窍。

中风病多数与精神因素有关，但平素嗜好烟酒、恣食肥甘厚味者较易发病。而心、肝、肾三脏的阴阳失调，是致病的基本原因。

三、诊断要点

1. 发病急骤，口眼歪斜，舌强语謇，半身不遂，或猝然昏倒，神志昏蒙或不省人事。

2. 多发生于中老年人，老年人尤多。

3. 病前多有头痛、眩晕、肢麻、心悸等病证；多因暴怒、饮食、劳倦

第四章 辨证论治，规范用药

而诱发。

4. 实验室检查：CT检查、脑血管造影、脑脊液检查、眼底检查多支持本病诊断。

5. 临证时需与痫证、厥证、痉证、痿证相鉴别。

四、辨证论治

（一）中经络

1. 络脉空虚，风邪入中

主症：肌肤不仁，手足麻木，突然口眼㖞斜，语言不利，口角流涎甚则半身不遂，或兼见恶寒发热、肢体拘急、关节酸痛等证，舌苔薄白，脉浮弦或弦细。

治则：祛风通络，养血和营。

方药：大秦艽汤，组成为秦艽、当归、羌活、防风、白芷、熟地黄、茯苓、生石膏、川芎、白芍、独活、黄芩、生地黄、白术、细辛、甘草。无内热者去生石膏、黄芩，加白附子、全蝎；有风热表证者去羌活、防风、当归，加桑叶、菊花；呕逆痰盛，苔腻，脉滑，去熟地黄，加半夏、天南星；手足麻木，肌肤不仁者加指迷茯苓丸；语言不清，神志呆滞者加菖蒲、远志；年老体衰者加黄芪；仅见口眼㖞斜者，可用牵正散。

2. 肝肾阴虚，风阳上扰

主症：平素头晕头痛，耳鸣目眩，少寐多梦，突然发生口眼㖞斜，舌强言謇，或一侧手足沉重麻木，甚则半身不遂，舌质红或苔黄，脉弦细数或弦滑。

治法：滋阴潜阳，息风通络。

方药：镇肝熄风汤，组成为怀牛膝、龙骨、白芍、天冬、麦芽、代赭石、牡蛎、玄参、川楝子、茵陈、龟板、甘草，酌加天麻、钩藤、菊花。痰热较重者加胆南星、竹沥；心中烦热者加栀子、黄芩；头痛较重者加石决明、夏枯草；失眠多梦者加珍珠母、龙齿、首乌藤。

3. 痰热腑实，风痰上扰

主症：突然半身不遂，偏身麻木，口眼㖞斜，便干或便秘，或头晕，或痰多，舌謇，舌苔黄或黄腻，脉弦滑，偏瘫侧脉多弦滑而大。

治则：化痰通腑。

方药：星蒌承气汤，组成为胆南星、全瓜蒌、生大黄、芒硝，酌加丹参、鸡血藤。头晕重者加钩藤、菊花、珍珠母；舌质红而烦躁不安、彻夜不眠者，选加鲜生地黄、沙参、首乌藤。

(二) 中脏腑

1. 闭证

突然昏倒，不省人事，牙关紧闭，口噤不开，两手握固，大小便闭，肢体强痉。

(1) 阳闭

主症：除具备闭证的主要症状外，兼见面赤身热，气粗口臭，躁扰不宁，舌苔黄腻，脉弦滑而数。

治法：辛凉开窍，清肝息风。

方药：先灌服（或鼻饲）局方至宝丹或安宫牛黄丸，并用羚羊角汤，组成为羚羊角、龟板、生地黄、牡丹皮、白芍、柴胡、薄荷、蝉衣、夏枯草、石决明；抽搐加全蝎、蜈蚣、僵蚕；痰多者加竹沥、天竺黄、胆南星；痰多昏睡者加郁金、菖蒲。

(2) 阴闭

主症：除具备闭证的主要症状外，兼见面白唇暗，静卧不烦，四肢不温，痰涎壅盛，舌苔白腻，脉沉滑或沉缓。

治法：辛温开窍，豁痰息风。

方药：急用苏合香丸温开水化开灌服（或鼻饲），并用涤痰汤，组成为法半夏、制南星、陈皮、枳实、茯苓、人参、石菖蒲、竹茹、生姜、甘草；可酌加天麻、钩藤以平肝息风。

2. 脱证

主症：突然昏仆、不省人事，目合口张，鼻鼾息微，手撒肢冷，汗多，大小便自遗，肢体瘫软，舌萎，脉细弱或脉微欲绝。

治则：益气回阳，救阴固脱。

方药：参附汤合生脉散，组成为人参、熟附子、麦冬、五味子；汗出不止者加黄芪、龙骨、牡蛎、山萸肉以敛汗固脱。

(三) 后遗症

1. 半身不遂

主症：偏枯不用，肢软无力，面色萎黄，或见肢体麻木，痛痒不知，手

第四章 辨证论治，规范用药

足肿胀，舌紫暗或有瘀斑，苔薄白或白腻，脉细缓或涩。

治法：益气、活血、通络。

方药：补阳还五汤，组成为黄芪、当归尾、川芎、桃仁、红花、地龙、赤芍；酌加全蝎、乌梢蛇、川牛膝、桑枝、土鳖虫、续断等。小便失禁者加桑螵蛸、肉桂、益智仁；下肢瘫软无力甚者加桑寄生、鹿筋，上肢偏废者加桂枝；患侧手足肿甚者加茯苓、泽泻、防己、薏苡仁；兼见言语不利者加菖蒲、远志、郁金；兼口眼歪斜者合牵正散；便秘者加火麻仁、肉苁蓉、郁李仁；心悸者加桂枝、炙甘草。

2. 语言不利

主症：舌欠灵活，言语不清，或舌喑不语，舌形多歪偏，苔薄或腻，脉滑。

治法：祛风、除痰、开窍。

方药：解语丹，组成为白附子、石菖蒲、远志、天麻、全蝎、羌活、南星、木香、甘草；肾虚精亏者以地黄饮子滋阴补肾利窍。

3. 口眼歪斜

主症：单纯口眼歪斜。

治法：祛风，除痰，通络。

方药：牵正散，组成为白附子、僵蚕、全蝎；口眼滑动者加天麻、钩藤、石决明等。

五、其他疗法

（1）水蛭焙干研粉，每次3 g，每日3次，对脑出血、脑内血肿有效。

（2）地龙15 g，全蝎10 g，赤芍20 g，红花15 g，川牛膝20 g，水煎服。

（3）蕲蛇干1条，羌活、防风、五加皮各25 g，当归30 g，天麻20 g，秦艽30 g，用5斤50度以上的白米酒浸泡，3个月后服用，每天2次，每次饮酒半两。

（4）中药贴敷：桃仁、栀子仁各7枚，麝香0.3 g，共研细末，白酒适量调膏，男左女右涂于手心，外用胶布固定，7日换药1次，用药后如掌心起小疱，针刺消毒，忌食辛辣食物。

（5）针灸

①半身不遂：肩髃、曲池、合谷、外关、环跳、阳陵泉、足三里、解溪、昆仑等。

②口眼㖞斜：地仓、颊车、合谷、内庭、承泣、阳关、攒竹、昆仑、养老等。

③中风闭证：用毫针泻法及三棱针点刺井穴出血，取人中、十二井、太冲、丰隆、劳宫等穴。

④中风脱证：用大艾炷灸之，壮数宜多。取关元、神阙（隔盐灸）。

⑤中风不语：取金津、玉液放血，针刺内关、通里、廉泉、三阴交等。

⑥耳针：取肾上腺、神门、脾、肾、心、肝、眼、胆、脑、耳尖、瘫痪侧旁部位、降压沟。

⑦头针：取运动区、足运感区、语言区。

（6）推拿：手法有推、滚、按、捻、搓、拿、擦，取穴有风池、肩井、天宗、肩髃、曲池、手三里、合谷、环跳、阳陵泉、委中、承山等；部位有颜面部、背部及四肢，以患侧为重点。

（7）功能锻炼：当患肢可以抬举时，宜抓紧上肢拉力和下肢支撑力的锻炼，进而练习起步，最好练习手指、脚趾的活动。

第五章 临证经验

第一节 中风病（脑梗死）

一、诊断

（一）疾病诊断

1. 中医诊断标准

（1）临床表现为神志昏蒙，半身不遂，口舌歪斜，言语謇涩或语不达意，甚或不语，偏身麻木，或出现头痛，眩晕，瞳神变化，饮水发呛，目偏不瞬，步态不稳等。

（2）往往在安静状态下急性起病，渐进加重，或有反复出现类似症状的病史。少部分患者可起病突然，病情发展迅速，伴有神志昏蒙。

（3）发病前多有诱因，常有先兆症状。可见眩晕，头痛，耳鸣，突然出现一过性言语不利或肢体麻木，视物昏花，1日内发作数次，或几日内多次复发。

（4）发病年龄多在40岁以上。

具备以上临床表现，结合起病形式、诱因、先兆症状、年龄即可诊断中风病。结合影像学检查（头颅CT或MRI）可明确缺血性中风的诊断。

2. 西医诊断标准

（1）急性起病。

（2）局灶性神经功能缺损，少数为全面性神经功能缺损。

（3）症状和体征持续数小时。

（4）脑CT或MRI排除脑出血和其他病变。

（5）脑CT或MRI显示有梗死病灶。

3. 疾病分期与分型

(1) 分期

①超早期：发病6小时内。

②急性期：发病2周以内。

③恢复期：发病2周至6个月。

④后遗症期：发病6个月后。

(2) 分型

1) 按病情轻重分型

轻型：如腔隙性脑梗死，可在数小时、2日内不治而愈。

重型：如大脑中动脉主干闭塞引起的大片梗死，一发病即昏迷，用尽各种治法也难以抢救。

2) 按病程分型

完全型：发病6小时内即发展到瘫痪高峰。

进展型：发病后病情逐渐加重，呈阶梯式进展，可持续数天。

缓慢进展型：发病后缓慢进展，可持续2周，甚至2周后还逐渐进展。

可逆型：发病后24小时至3日可完全恢复，最多3周完全恢复，不留后遗症，又称为可逆性神经功能缺损。

3) 英国牛津郡社区脑卒中项目 Bamford 分型

完全前循环梗死：表现为三联征——高级神经活动障碍、对侧同向性偏盲、对侧偏瘫。

部分前循环梗死：表现为上述三联征中的两项，或只有高级神经功能障碍，或感觉、运动缺损较局限。

后循环梗死：表现为不同程度的椎基底动脉综合征，交叉性瘫或交叉性感觉障碍；四肢瘫和双侧感觉障碍；双眼协同运动障碍，不伴长束征的小脑功能障碍，孤立的视野缺损或皮质盲。

腔隙性梗死：表现为腔隙性综合征，常见运动性轻偏瘫、纯感觉性卒中、共济失调性轻偏瘫、感觉运动性卒中和构音障碍手笨拙综合征。

4) TOAST 分型

①大动脉粥样硬化性卒中：这类患者应具备脑成像提示脑的主干动脉或皮层分支动脉狭窄（>50%）或闭塞，其原因可能是动脉粥样硬化引起。

②心源性脑栓塞：这一类别是指心源性疾病产生的栓子导致脑动脉闭塞所致的脑梗死，在 TOAST 分型法中，列出了造成心源性栓子的高度、中度

心源性疾病。

③小动脉闭塞性卒中：这种类型包括其他分类中经常被提到的腔隙性卒中。

④其他病因明确的急性卒中包括原因罕见的卒中：这一类别包括由其他少见原因（感染性、免疫性、非免疫性血管病及血液病、遗传性血管病变等）引发的脑梗死。这类患者应具备临床体征及 CT 或 MRI 发现提示急性缺血性卒中，不管病灶的大小及位置。血液学检查或血管造影可展示这类卒中的少见原因。其他检查应排除心源性疾病及大动脉粥样硬化性病变的证据。

⑤原因不明的缺血性卒中：这种类型包括了广泛评估仍未发现病因的患者、评估资料不全的患者、两个或更多的病因而不能做最后诊断的患者。

5）CISS 分型标准

①大动脉粥样硬化：包括主动脉弓和颅内外大动脉粥样硬化。

主动脉弓粥样硬化：急性多发梗死病灶，特别是累及双侧前循环和（或）前后循环同时受累；没有与之相对应的颅内或颅外大动脉粥样硬化性病变（易损斑块或狭窄≥50%）的证据；没有心源性卒中潜在病因的证据；没有可以引起急性多发梗死灶的其他病因如血管炎、凝血异常及肿瘤性栓塞的证据；存在潜在病因的主动脉弓动脉粥样硬化证据［经高分辨 MRI/MRA 和（或）经食管超声证实的主动脉弓斑块≥4 mm 和（或）表面有血栓］。

颅内外大动脉粥样硬化：无论何种类型梗死灶（除外穿支动脉区孤立梗死灶），都有相应颅内或颅外大动脉粥样硬化证据（易损斑块或狭窄≥50%）；对于穿支动脉区孤立梗死灶类型，以下情形也归到此类：其载体动脉有粥样硬化斑块或任何程度的粥样硬化性狭窄（TCD、MRA、CTA 或 DSA）；需排除心源性卒中；排除其他可能的病因。

②心源性卒中：急性多发梗死灶，特别是累及双侧前循环或前后循环共存的在时间上很接近的包括皮层在内的梗死灶；无相应颅内外大动脉粥样硬化证据；不存在能引起急性多发梗死灶的其他原因，如血管炎、凝血系统疾病、肿瘤性栓塞等；有心源性卒中证据；如果排除了主动脉弓粥样硬化，为肯定的心源性，如果不能排除，则考虑为可能的心源性。心源性卒中的潜在病因包括：二尖瓣狭窄，心脏瓣膜置换，既往 4 周内的心肌梗死，左心室附壁血栓，左心室室壁瘤，任何有记录的永久性或阵发性心房颤动或心房扑动，伴有或不伴有超声自发显影或左房栓子，病窦综合征，扩张性心肌病，射血分数＜35%，心内膜炎，心内肿物，伴有原位血栓的卵圆孔未闭，在脑

梗死发生之前伴有肺栓塞或深静脉血栓形成的卵圆孔未闭。

③穿支动脉疾病：由于穿支动脉口粥样硬化或小动脉纤维玻璃样变所导致的急性穿支动脉区孤立梗死灶称为穿支动脉疾病。诊断标准：与临床症状相吻合的发生在穿支动脉区的急性孤立梗死灶，不考虑梗死灶的大小；载体动脉无粥样硬化斑块或任何程度狭窄（TCD、MRA、CTA 或 DSA）；同侧近端颅内或颅外动脉有易损斑块或 >50% 的狭窄，孤立穿支动脉急性梗死灶归类到不明原因（多病因）；有心源性栓塞证据的孤立穿支动脉区梗死灶归类到不明原因（多病因）；排除了其他病因。

④其他病因：存在其他特殊疾病（如血管相关性疾病、感染性疾病、遗传性疾病、血液系统疾病、血管炎等）的证据，这些疾病与本次卒中相关，且可通过血液学检查、脑脊液检查及血管影像学检查证实，同时排除了大动脉粥样硬化或心源性卒中的可能性。

⑤病因不确定：未发现能解释本次缺血性卒中的原因。

多病因：发现两种以上病因，但难以确定哪一种与该次卒中有关。

无确定病因：未发现确定的病因，或有可疑病因但证据不够强，除非再做更深入的检查。

检查欠缺：常规血管影像或心脏检查都未能完成，难以确定病因。

（二）病类诊断

1. 中经络

中风病无意识障碍者。

2. 中脏腑

中风病有意识障碍者。

（三）证候诊断

1. 中经络

（1）肾虚血瘀痰阻证：半身不遂，口舌㖞斜，舌强言謇或不语，偏身麻木，头晕目眩、耳鸣，烦躁失眠，舌质暗红，苔薄黄或少苔，脉弦细。

（2）肝阳暴亢，痰瘀阻络证：半身不遂，偏身麻木，舌强言謇或不语，或口角㖞斜，头痛眩晕，面红目赤，口苦咽干，心烦易怒，溲赤便秘，舌红或暗红，苔薄黄，脉弦滑。

（3）痰热腑实，痰瘀阻络证：半身不遂，口舌㖞斜，舌强言謇或不语，偏身麻木，腹胀、便干、便秘，头晕目眩，咳痰或痰多，舌质暗红或暗淡，舌苔黄或黄腻，脉弦滑。

（4）气虚血瘀痰阻证：半身不遂，口舌歪斜，言语謇涩或不语，偏身麻木，面色苍白，气短乏力，口流涎，自汗，心悸便溏，手足肿胀，舌质暗淡，苔薄白或白腻，脉沉细或细缓或弦细。

（5）气机失调，痰瘀阻窍证：半身不遂，口舌歪斜，言语謇涩或不语，偏身麻木，口苦，恶心，胸胁胀满，善太息，舌红苔薄白，脉细弦。

2. 中脏腑

（1）痰湿蒙塞心神证：神志昏迷，半身不遂，肢体松懈、瘫软不温，甚则四肢逆冷，面色唇暗，痰涎壅盛，舌质暗淡，舌苔白腻，脉沉滑或沉缓。

（2）痰热内闭心窍证：神昏、昏愦，半身不遂，鼻鼾痰鸣，肢体强痉拘急，项强身热，躁扰不宁，甚则手足逆冷，频繁抽搐，偶见呕血，舌质红绛，苔褐黄而腻，脉弦滑数。

（3）元气败脱，心神散乱证：突然神昏、昏愦，肢体瘫软，手撒肢冷，多汗，重则周身湿冷，二便自遗，舌痿，舌质紫暗，苔白，脉沉缓或沉微。

二、治疗方法

（一）辨证论治

1. 中经络

（1）肾虚血瘀痰阻

治法：补肾活血化痰。

方药：益肾通脉方加减。熟地黄 24 g，制首乌 20 g，山萸肉 15 g，山药 15 g，麦冬 15 g，石斛 15 g，五味子 5 g，茯苓 30 g，菖蒲 10 g，郁金 10 g，葛根 30 g，肉苁蓉 15 g，水蛭 10 g，陈皮 10 g，益母草 30 g。

加减：

①肝阳上亢者，加天麻 12 g，羚羊角粉 1 g（冲服），生石决明 30 g。

②大便秘结者，加大黄 5～15 g。

③气虚或进入恢复期者，加生黄芪 30～120 g，丹参 30 g，全蝎 10 g。

④肢体拘挛、肌张力较高者，加木瓜 30 g，白芍 30 g，全蝎 10 g，蜈蚣 2 条。

⑤肢体肿胀疼痛较甚者,加细辛 5 g,炮附子 10 g,徐长卿 15 g。

⑥头痛者,合四物汤养血活血。

⑦肢体浮肿、沉重、瘫痪者,加麻黄 5~10 g,桂枝 10 g。

⑧心烦失眠、卧起不安者,加生龙骨 30 g,生牡蛎 30 g,珍珠 30 g。

⑨患肢功能恢复迟缓者,加制马钱子 0.6 g,麻黄 5~10 g。

⑩血脂较高者,加决明子 30 g。

⑪糖尿病者,加片姜黄 15 g,鬼箭羽 10 g。

⑫吞咽障碍、饮水呛咳者,加僵蚕 30 g,白芥子 15 g,蝉蜕 30 g,杏仁 10 g。

⑬痰阻征象明显者,益母草可加量至 50 g。

中成药:复方活脑舒、脑血康、银杏叶片,口服以益肾通脉。

静脉中成药:血塞通粉针 0.4 g,刺五加注射液 60 mL,银杏达莫注射液 20 mL,血栓通 0.5 g,舒血宁 20 mL,静脉滴注,每日 1 次。

饮食疗法:适食山药、虫草、海参、虾、薏苡仁、黄芪、莲子、白菜等。忌食生冷油腻、肥甘厚味。

(2) 肝阳暴亢,痰瘀阻络

治法:平肝潜阳,活血化痰。

方药:天麻钩藤饮或建瓴汤加减。天麻 12 g,钩藤 30 g,生石决明 30 g,黄芩 12 g,栀子 12 g,杜仲 10 g,牛膝 18 g,丹参 30 g,川芎 15 g,菖蒲 10 g,郁金 10 g,水蛭 10 g,葛根 30 g,大黄 5~15 g,炒麦芽 30 g,制首乌 20 g,益母草 30 g。

加减:肝阳上亢突出者,加羚羊角粉 1 g(冲服)。

中成药:酌加银杏叶片、脑血康、天麻丸以活血化痰,通络祛风。

饮食疗法:适食百合、黑芝麻、黑米、海参、鲤鱼、鳖、鸡、鸭、瘦猪肉,多食山药、枸杞子、木耳等甘润滋阴食物,多喝清淡汤类。忌食羊肉、狗肉、桂圆、荔枝、酒类、花椒、大料等及油炸食品,勿嗜食辛辣。

(3) 痰热腑实,痰瘀阻络

治法:化痰通腑,活血通络。

方药:星蒌承气汤合黄连温胆汤加减。大黄 10 g,瓜蒌 30 g,胆南星 10 g,黄连 10 g,竹茹 10 g,陈皮 10 g,半夏 10 g,茯苓 30 g,菖蒲 10 g,郁金 10 g,葛根 30 g,丹参 30 g,水蛭 10 g,制首乌 20 g,益母草 30 g。

加减:

第五章 临证经验

①大便燥实、秘结不通者，加芒硝 10 g（冲服）。

②痰多者加白芥子 15 g。

③肝阳上亢者，加羚羊角粉 1 g（冲服），天麻 15 g，生石决明 30 g。

中成药：复方鲜竹沥液，以清热化痰。

静脉中成药：苦碟子注射液 20～40 mL，血栓通 0.5 g，静脉滴注，或血塞通粉针剂，或银杏达莫注射液 20 mL 加入 250 mL 生理盐水中静脉滴注，舒血宁注射液及天麻素静脉滴注以平肝活血、化痰通络。

饮食疗法：适食薏苡仁、莲子、山药、冬瓜、黄瓜、丝瓜、茯苓、黑木耳、苦苣、萝卜、荷叶、燕麦、莜麦、荞麦、玉米、芋头、海带等。

忌食羊肉、狗肉、桂圆、荔枝、酒类、花椒、大料等及油炸类食品。

（4）气虚血瘀痰阻

治法：益气活血化痰。

方药：补阳还五汤加减。生黄芪 30～120 g，桃仁 10 g，红花 10 g，赤芍 10 g，当归 10 g，全蝎 10 g，鸡血藤 30 g，地龙 10 g，丹参 30 g，川芎 30 g，葛根 30 g，菖蒲 10 g，郁金 10 g，胆南星 10 g，炙甘草 5 g，益母草 30 g。

加减：

①有肾虚者，加制首乌 20 g，肉苁蓉 15 g。

②肢体活动不利时间较长、治疗效果不明显者，加麻黄 5 g，熟地黄 20 g。

中成药：活脑舒 4 粒，每日 2 次；脑血康片 3 片，每日 3 次，口服。

静脉中成药：生脉注射液、参麦注射液 30～40 mL 加入生理盐水或 5% 葡萄糖注射液 250 mL 中静脉滴注，每日 1 次；配合灯盏细辛、葛根素注射液以活血化瘀。

饮食疗法：适食山药、薏苡仁、黄芪、莲子、白菜、冬瓜、丝瓜、木耳、赤小豆等。忌食生冷油腻、肥甘厚味。

（5）气机失调，痰瘀阻窍

治法：调畅气机，活血化痰。

方药：小柴胡汤合苓桂术甘汤加减。柴胡 15 g，黄芩 15 g，半夏 15 g，人参 10 g，茯苓 30 g，桂枝 10 g，白术 20 g，炙甘草 5 g，菖蒲 10 g，郁金 10 g，当归 30 g，川芎 30 g，天麻 20 g，枳壳 10 g。

加减：

①眠差者，加首乌藤30 g，炒枣仁30 g。

②心悸者，加柏子仁20 g。

中成药：银杏叶2片，每日3次；脑血康1粒，每日3次，口服。

静脉中成药：葛根素注射液及血栓通静脉滴注以活血通络。

饮食疗法：适食山药、薏苡仁、黄芪、莲子、白菜、冬瓜、丝瓜、木耳、赤小豆等。忌食生冷油腻、肥甘厚味。

2. 中脏腑

（1）痰湿蒙塞心神证

治法：温阳化痰，醒神开窍。

方药：涤痰汤加减。制半夏10 g，陈皮10 g，枳实10 g，胆南星6 g，菖蒲10 g，竹茹10 g，茯苓20 g，远志10 g。

中成药：苏合香丸，鼻饲，每次1丸，每日2~3次；脑血康，每次1粒，每日3次，口服。

静脉中成药：清开灵40 mL、醒脑静30 mL注射液加入生理盐水或5%葡萄糖注射液250 mL静脉滴注，每日1次。

（2）痰热内闭心窍证

治法：清热化痰，开窍醒神。

方药：羚羊角汤加减。羚羊角粉1 g（冲服），珍珠粉0.6 g，钩藤10 g，半夏10 g，天竺黄10 g，菖蒲10 g，远志10 g，夏枯草10 g，牡丹皮10 g。

中成药：安宫牛黄丸，每次1丸，口服或鼻饲，每6~8小时1次。

静脉中成药：清开灵注射液或醒脑静注射液20~40 mL加入0.9%生理盐水或5%葡萄糖注射液250 mL静脉滴注每日1次。

（3）元气败脱，心神散乱证

治法：益气回阳救逆。

方药：参附汤加减。人参10 g，制附子10 g，生甘草10 g，五味子10 g。

加减：汗出不止者，加山萸肉15 g，黄芪15 g，煅龙骨15 g，煅牡蛎15 g以敛汗固脱；见冷汗肢厥者，合用四逆汤以回阳救逆。

静脉中成药：参附注射液每次20~60 mL，加入0.9%生理盐水或5%葡萄糖注射液250 mL静脉滴注，每日1次。

3. 常见变证的治疗

（1）痰热内闭清窍者，可灌服安宫牛黄丸，每次1丸，每6~8小时1

次,鼻饲。

(2) 痰湿蒙塞清窍者,可灌服苏合香丸,每次1丸,每6~8小时1次,鼻饲。

(3) 出现脱证的患者,可以选择使用具有扶正作用的中药,如生脉散、独参汤。

(4) 腑气不通、大便秘结者,急用星蒌承气汤或大承气汤煎服,每日1剂,分2次口服或鼻饲。

(5) 呕血、便血者,予云南白药0.5~1 g,或加用大黄粉3 g,每日3次,冲服或鼻饲。

(6) 高热不退者,予紫雪丹口服或鼻饲,每次1.5~3 g,每日2次。

(7) 呃逆频繁、腑气不通者,予大承气汤煎服,也可配合针剂或耳针治疗;如呃声短促不连续,神昏烦躁,舌质红或红绛,苔黄燥或少苔,脉细数者,可用人参粳米汤加减以益气养阴、和胃降逆;呃声频频、胃冷虚寒者,可用丁香柿蒂散或五香饮化裁(丁香、降香、沉香、木香、檀香、泽兰、甘松),或配合麝香0.1 g,点舌,每日1次。

(二) 针灸治疗

1. 醒脑开窍针法

(1) 中经络

主穴Ⅰ:内关、水沟、三阴交。

主穴Ⅱ:内关、印堂、上星、百会、三阴交。辅穴:极泉、尺泽、委中。

操作如下。

主穴Ⅰ:先刺双侧内关,直刺0.5~1寸,施捻转提插的复式手法,施术1分钟;水沟在鼻中隔下向上斜刺0.3寸,施雀啄手法,以眼球湿润或流泪为度;三阴交沿胫骨内侧后缘进针1~1.5寸,针尖向后斜刺与皮肤呈45°,施提插补法,至患侧下肢抽动3次为度。

主穴Ⅱ:先刺双侧内关,直刺0.5~1寸,施捻转提插的复式手法,施术1分钟;再刺印堂穴,向鼻根斜刺,进针0.3~0.5寸,采用轻雀啄手法;继刺上星,选3寸毫针沿皮平刺透向百会,施用小幅度高频率捻转补法,捻转频率为120~160转/分,行手法1分钟;三阴交沿胫骨内侧后缘进针1~1.5寸,针尖向后斜刺与皮肤呈45°,施提插补法,至患侧下肢抽动3次为度。

主穴Ⅱ主要作为主穴Ⅰ的替换穴位使用，多用于中风恢复期。

（2）中脏腑（痰热内闭证，痰蒙清窍证）

选穴：内关、水沟、十二井穴。

操作：内关、水沟刺法同前；十二井穴以三棱针点刺出血。

（3）中脏腑（元气败脱证）

选穴：内关、水沟、气海、关元、神阙、太冲、内庭。

操作：针灸结合，气海、关元、神阙可用灸法。

（4）主要兼症配穴

①椎基底动脉供血不足：风池、完骨、天柱。

②吞咽障碍：风池、翳风、完骨，咽后壁点刺。

③语言謇涩：上廉泉、金津、玉液点刺放血。

④手指握固：合谷透二间、八邪。

⑤足内翻：丘墟透照海。

⑥高血压：人迎、合谷、太冲、曲池、足三里。

⑦血管性痴呆：百会、四神聪、风池、四白、太冲。

2. 传统针刺法

选穴：肩髃、曲池、手三里、外关、合谷、环跳、阳陵泉、足三里、丰隆、解溪、昆仑、太冲、太溪等。

操作：毫针针刺，平补平泻。

3. 张力平衡针法治疗中风病痉挛瘫痪

取穴：上肢屈肌侧，极泉、尺泽、大陵；上肢伸肌侧，肩髃、天井、阳池；下肢伸肌侧，血海、梁丘、照海；下肢屈肌侧，髀关、曲泉、解溪、申脉。

操作：每日针刺1次，14天为1个疗程。

4. 项针治疗假性延髓麻痹

方法：坐位，取项部双侧风池、翳明、供血，刺入1~1.5寸，针尖稍向内下方，施以每分钟100转捻转手法各约15秒，留针30分钟，其间行针3次后出针。再取颈部廉泉、外金津和外玉液，长针向舌根方向刺入1~1.5寸，吞咽、治呛、发音分别直刺刺入0.3寸，快速捻转行针15秒后出针，不留针。

5. 病灶头皮反射区围针治疗中风失语症

方法：CT 片示病灶同侧头皮的垂直投射区的周边为针刺部位，毫针、围针平刺。配哑门、廉泉、通里穴，用平补平泻手法。

6. 其他针法

（1）"靳三针"针法

头针：颞三针，四神针。

体针：偏瘫侧肩峰下凹陷中及其前后方向各旁开约 2 寸处、曲池、外关、合谷、足三里、三阴交、太冲。

（2）"通督调神"针法

督脉穴位：水沟、神庭、百会、风府、至阳、腰阳关、命门等。头皮针：顶颞前斜线（运动区）、顶颞后斜线（感觉区）等。体针：参考传统针刺法。

（3）"贺氏三通"针法

强通法：十二井穴、水沟、百会等。

温通法：病势急者多用火针，病势缓者多用艾灸。微通法：用于中风病恢复期。

（4）"头穴透刺法"针法

①精神症状：神庭透上星、双曲差透五处、双本神。

②失语：风府透哑门。

③大小便障碍：四神聪透百会。

④感觉障碍：络却透承灵透悬厘。

（5）取穴与灸法

取中脘、下脘、气海、关元、滑肉门、外陵及上、下风湿点。灸法：关元、神阙、气海，每次选 1~2 穴，每穴灸 10~15 分钟。

（三）康复治疗

1. 循经治疗

根据肢体功能缺损程度和状态循经按摩，避免对痉挛肌肉群的强刺激。常用手法为揉法、捏法，亦可配合其他手法，如弹拨法、叩击法、擦法等。每日 1 次，10 次为 1 个疗程。

2. 根据功能障碍分期治疗

（1）软瘫期：相当于 Brunnstrom 偏瘫功能分期Ⅰ期。

①功能训练

运动治疗：尽早指导患者进行床上主动性活动训练和各关节被动性活动训练。

作业治疗：配合运动治疗、物理因子治疗等手段提高患者躯干及肢体的肌力和肌张力，使其尽快从卧床期过渡到离床期，提高患者日常生活能力。

②推拿治疗：首选叩击法或拍打法作用于患侧，叩击或拍打时手掌应尽量放柔软，慢拍快提，顺序从下到上，频率约100次/分，以皮肤发热潮红为度。若伴有患侧上肢肿胀，可选用轻柔的搓法和推法治疗，顺序从下到上，向心性施术。

注意：各关节特别是肩关节、腕关节不宜使用拔伸法、扳法、抖法，以免造成韧带、肌肉损伤，甚至引起关节脱位。

（2）痉挛期：相当于Brunnstrom偏瘫功能分期Ⅱ~Ⅳ期。

①功能训练

运动治疗：控制肌痉挛，良肢位的摆放；Bobath技术中反射性抑制手法、影响张力性姿势手法、控制关键点等手法；Rood技术感觉刺激，通过相应的感觉刺激抑制痉挛，促进分离运动的出现；采用神经促通技术、运动再学习等训练进一步促进患侧肢体的分离运动。

治疗性训练：坐位平衡训练、站立位平衡训练、步行训练、上下楼梯训练等。

作业治疗：患侧上肢负重练习降低肌痉挛；日常生活活动能力训练，提高双上肢协调能力。

②麦粒灸：取十二井穴施麦粒灸法以降低肌张力。

③推拿治疗：采用柔和的滚法、拿揉法、循经推法，缓解优势侧的肌痉挛。运动关节法，缓慢伸肘、伸腕和伸指关节后，屈肘、屈腕和屈指关节；缓慢屈髋、屈膝和背屈踝关节后伸髋、伸膝和跖屈踝关节，每处1~2分钟。

（3）相对恢复期：相当于Brunnstrom偏瘫功能分期Ⅴ~Ⅵ期。

①功能训练：在继续训练患者肌力、耐力的基础上，以提高身体的协调性和日常生活活动能力为主要原则。训练内容有提高协调性、速度的作业治疗和增强肌力、耐力的运动治疗。

②推拿治疗：采用运动关节类手法及按揉法、拿法、搓法等以防止关节挛缩、解除功能锻炼或针灸后的肌疲劳、增强本体感觉的刺激，促进运动模式的改变。

第五章 临证经验

(四) 其他中医特色疗法

1. 超早期（6小时内）调气溶栓疗法

根据中医学理论，结合现代研究成果，经过多年的探索，形成了一整套调气溶栓的治疗方案。

（1）确定溶栓的患者，首先给以速效救心丸10粒，舌下含化，每日3次以行气。

（2）尿激酶100万U，以每分钟5万U静脉滴注，必要时可追加50万U。

（3）理气活血化瘀方组成：柴胡15 g，黄芩15 g，半夏10 g，白芍30 g，枳壳15 g，人参10 g，茯苓30 g，桂枝10 g，白术15 g，菖蒲10 g，郁金10 g，当归30 g，川芎30 g，地龙30 g，炙甘草5 g。

（4）参麦注射液20~40 mL，静脉滴注，以益气养阴。血塞通粉针0.4 g、血栓通500 mg、葛根素0.5 g静脉滴注以调气活血化瘀，静脉滴注以活血。

（5）颅内大动脉急性闭塞是取栓的唯一适应证［颈内动脉，大脑中动脉（M1-M2），椎基底动脉］；患者溶栓后未开通，表现为重度偏瘫，严重失语，不同程度意识障碍；特征性的体征，同向凝视，强迫头位，延髓背外侧综合征（椎动脉闭塞或PICA闭塞），基底动脉尖综合征（明显的意识障碍，瞳孔改变，锥体束征）。在时间窗内可进行机械取栓。

（6）溶栓24小时后复查血常规、凝血四项，应用低分子量肝素皮下注射，q12 h，转入脑梗死急性期的治疗。

在治疗过程中患者如出现烦躁、血压波动大、意识状态恶化、肢体功能下降等变化，应及时复查脑CT、MRI等以确定是否有出血性转化或梗死加重。

（7）适应证

①年龄≥18岁。

②CT排除颅内出血，且无明显神经系统功能缺损，相对应低密度病灶。

③发病6小时以内，但若为进展性脑卒中，可延长至12小时。

④患者或其亲属签字同意。

（8）绝对禁忌证

①过去3个月患有卒中或头部外伤。

②病史和体检符合蛛网膜下腔出血或怀疑蛛网膜下腔出血（头痛、呕吐、项强，即使 CT 或 MRI 正常）。

③积极的降压治疗后血压仍高于 185/110 mmHg。

④颅内肿瘤，动、静脉畸形或动脉瘤。

⑤最近有颅内或脊髓内手术史。

⑥活动性内出血（30 日内）。

⑦7 日内不可压迫的部位有动脉穿刺史。

⑧有脑出血病史。

⑨CT 证实多脑叶梗死（低密度灶大于 1/3 大脑半球）。

⑩病史中有血液学异常及任何原因的凝血、抗凝血疾病（PT > 15 秒，INR > 1.7，APTT > 40 秒，血小板计数 < 100×10^9/L）。

⑪正在服用抗凝药（华法林，INR > 1.7，PT > 15 秒）或卒中发作前 48 小时内应用肝素者（APTT 延长）。目前应用直接凝血酶抑制剂或直接 Xa 因子抑制剂伴凝血功能显著异常。

⑫血糖 < 2.7 mmol/L 或血糖 > 22.2 mmol/L。

（9）相对禁忌证

①轻微及迅速改善的神经功能障碍。

②意识障碍（后循环梗死除外）。

③既往 3 个月内有心肌梗死病史。

④21 日内有消化道和泌尿系统出血。

⑤卒中发作时有癫痫发作。

⑥妊娠、哺乳期。

⑦在过去 14 日内有大手术和创伤（包括拔牙、活检、腰穿等）。

⑧心内膜炎、急性心包炎。

⑨严重内科疾病，包括肝肾功能衰竭、溃疡病、肠憩室及胰腺炎等。

⑩年龄 > 80 岁（6 小时 > 发病时间 > 3 小时）。

⑪饮重卒中（NIHSS 评分 > 25 分）（6 小时 > 发病时间 > 3 小时）。

⑫服用抗凝药物 INR 是否正常（6 小时 > 发病时间 > 3 小时）。

⑬伴有糖尿病及卒中病史（6 小时 > 发病时间 > 3 小时）。

2. 一般在中风病患者病情相对稳定后，可给予四联神经促通疗法

（1）针灸治疗：以中医传统经络理论及现代神经康复理论为指导，以石学敏院士的"醒脑开窍针刺疗法"为核心，结合靳瑞教授的"靳三针疗法"、薄智云教授的"腹针疗法"及王乐亭老中医总结的"中风十三法"、宋正廉治瘫三方、贺普仁"贺氏针灸三通法"、头针疗法等临床适宜技术和专家经验,运用各种量化的针刺手法,对患者进行有效的针刺治疗,包括体针、头针、电针、腹针等。

（2）手法治疗：康复治疗师在应用传统的推拿、按摩等中医诊疗技术的同时，根据患者病情的需要，针对性地应用西方的 Bobath、Rood、PNF 等现代神经促通技术，以及关节松动技术等。在促进患者肢体血液循环的同时，能更好地诱导肢体、躯干肌肉张力的平衡，并诱导神经生理反射的出现，从而促进神经功能的恢复。

（3）物理因子治疗：我们根据脑病患者的病理特点，给予适当的中低频电刺激治疗和高能脑部磁疗。

（4）合理的功能训练：应用先进的 PT、OT、ST 等训练技术及设备，合理地对患者进行肢体、躯干，以及语言、吞咽等功能的训练。

3. 冰马膏穴位贴敷外治法

中风后偏瘫肌张力低下者，应用冰马膏穴位贴敷治疗。

运用适量马钱子、冰片、丁香（按1∶4∶4的比例）与蛋清混匀后敷于伤湿止痛膏或敷贴内面，贴于肌张力低侧患肢。一般上肢选取肩髃、曲池、合谷，下肢选取环跳、阳陵泉、足三里等穴位。每两天换1次药，两周1个疗程。

4. 开窍降逆法治疗中风顽固性呃逆

（1）药物组成：麝香、木香、藿香、降香、沉香、丁香。

（2）操作方法：取麝香 0.03~0.10 g 舌下含化，每日1次（不可重复给药）。配以五香饮（木香 10 g，藿香 10 g，降香 10 g，沉香 10 g，丁香 10 g）研末后加少量蛋清，搅为糊状，均匀涂抹于敷贴上，敷于神阙穴（穴位于人体的腹中部，脐中央处），每日一换。10~14 日为1个疗程。

（3）组方原理：中医认为呃逆是气逆动上冲，喉间呃呃连声，声短而频，不能自制的病证，古称"哕"。中风急重症多为肝风夹痰热，上扰清窍，气机逆乱，引动胃气，胃气夹浊邪，上逆动膈，引起呃逆。频发难愈，易成顽症。《素问·宣明五气》曰"胃为气逆为哕"。故呃逆的病机为胃气上逆。而调气降浊、和胃止呃为其主要治则。麝香味辛，性温，归心、脾经。有开窍醒神，活血通经，止痛，催产的功效。麝香主要含大环酮类、氮杂环类和甾体类化合物，麝香酮是其主要成分。《本草纲目》载："麝香通诸窍，开经络，透肌骨，解酒毒，消瓜果食积，治中风、中气、中恶、痰厥。"有较强的抗菌消炎、升高血压和调节中枢神经系统（小剂量兴奋，大剂量抑制）的作用。对脑缺血、缺氧亦有保护作用，并呈量效关系，其醒脑开窍作用可能是与其改善了脑血流作用有关。

五香饮取材于古法五香饮（第一沉香饮，次丁香饮，次檀香饮，次泽兰香饮，次甘松香饮，皆有别法，以香为主）化裁而来。木香温中行气止痛，健脾消食导滞。《本草纲目》："木香，乃三焦气分之药，能升降诸气。"藿香祛暑解表，化湿和胃。《药品化义》："藿香，其气芳香，善行胃气，以此调中，治呕吐霍乱，以此快气，除秽恶痞闷。且香能和合五脏，若脾胃不和，用之助胃而进饮食，有醒脾开胃之功。"降香行气活血，止痛，止血。《本草再新》："治一切表邪，宣五脏郁气，利三焦血热，止吐，和脾胃。"丁香味辛，性温。功效有理气降逆，温中止痛，暖肾，主治脘腹冷痛、呃逆、恶心、呕吐。沉香降气温中，暖肾纳气。《本草再新》："治肝郁，降肝气，和脾胃，消湿气，利水开窍。"以上五味药合用有理气和中，降逆止呃的作用。

（4）药物应用不良反应：经严密观察，未发现患者出现皮肤或全身过敏反应。口服麝香用量过大时偶尔出现轻微头痛、恶心、胃口差。过量使用对中枢神经有抑制作用，对消化道黏膜有刺激性。中毒症状：轻者口腔黏膜糜烂、恶心、呕吐、牙齿脱落、便血、吐血、尿血，严重者可使呼吸中枢麻痹、心力衰竭、内脏广泛出血而死亡。应严格控制药物用量，观察患者心电图改变及肝肾功能等亦无明显差异，未出现中毒死亡病例。

5. 中药熏洗疗法

适应证：肩手综合征、偏瘫痉挛状态等。

操作：以活血通络的中药为主，局部熏洗患肢，每日1~2次或隔日1次，每次15~30分钟，水温宜在37~40℃，不宜过高，避免烫伤皮肤。

6. 物理因子治疗

根据病情需要，可选用以下设备：多功能艾灸仪、针刺手法针疗仪、特定电磁波治疗仪及经络导平治疗仪、智能通络治疗仪等，开展物理因子治疗，如神经肌肉电刺激疗法、功能性电刺激疗法、肌电生物反馈、针刺手法针疗仪、智能通络治疗仪、脑电仿生电刺激等。

(五) 西医治疗

1. 急性期内科治疗

超早期符合溶栓条件者行调气溶栓治疗。不符合溶栓条件者即转入急性期基础治疗。

(1) 一般治疗：对症予吸氧、心电监护等。

降压治疗：收缩压≥200 mmHg 或舒张压≥110 mmHg，或伴有严重心功能不全、主动脉夹层、高血压脑病，可予谨慎降压治疗。有高血压病史且正在服用降压药者，如病情平稳，可于脑卒中 24 小时后开始恢复使用降压药物。

血糖调整：血糖超过 11.1 mmol/L 时给予胰岛素治疗。血糖低于 2.8 mmol/L 时给予 10%~20% 葡萄糖口服或注射治疗。

(2) 抗栓治疗

①抗凝治疗：低分子量肝素钙或低分子量肝素钠皮下注射（栓塞性梗死首选）。

适应证：心房颤动、有再栓塞危险的心源性疾病、动脉夹层或高度狭窄。

禁忌证：NIHSS 评分 >15 分；头颅 CT 有出血，有大面积缺血性脑梗死现象；APTT、INR 或血小板计数低于正常范围。

②降纤治疗（禁止与抗凝药物同时应用）。

③抗血小板治疗：可选用阿司匹林、氯吡格雷、奥扎格雷等。亦可同时服用阿司匹林及氯吡格雷，根据患者临床症状及既往病史，拟定个体化治疗方案。但双重抗血小板聚集药物同时服用，疗程不超过 3 个月。

抗栓治疗均应密切观察凝血功能及血小板动态变化，及时调整治疗方案。

(3) 脱水剂：对症应用甘露醇、呋塞米、甘油果糖，或交替应用脱水药物。

(4) 神经保护剂：依达拉奉、胞二磷胆碱、神经节苷脂、奥拉西坦、脑蛋白水解物，小牛血去蛋白提取物。一般情况下，依达拉奉为首选。

(5) 扩容治疗：考虑为低灌注导致脑梗死，对症应用羟乙基淀粉以改善脑灌注。

(6) 其他治疗：可选用丁苯酞、人尿激肽原酶（尤瑞克林）以改善血循环，保护神经功能。

2. 并发症的处理

（1）脑水肿与颅内压增高的处置

①卧床，避免引起颅内压增高的因素，如头颈部过度扭曲、激动、用力、发热、癫痫、呼吸道不通畅、咳嗽、便秘等。

②对于发病24～48小时，60岁以下的恶性大脑中动脉梗死伴严重颅内压增高、内科治疗不满意且无禁忌证者，可请脑外科会诊考虑是否行减压术。

③对压迫脑干的大面积小脑梗死患者可请脑外科会诊协助处理。

（2）脑梗死出血性转化

①对于无症状性出血转化：停用抗栓药物，根据患者具体情况可选用活血化瘀的中成药静脉滴注。

②对需要抗栓治疗的患者，可于出血转化病情稳定后7～10日酌情开始抗栓治疗；但一定要将风险和获益情况告知家属，并征得家属同意。

③症状性出血对症应用止血药物，以新发脑出血处理，必要时行手术治疗。

（3）吞咽障碍：吞咽困难短期内不能恢复者，早期可插鼻胃管进食。

（4）肺内及尿路感染：防止误吸并尽量避免留置导尿管，在细菌培养及药敏回示前即应对症足量应用抗感染药物，但要注意避免二重感染。

（5）下肢静脉血栓形成与肺栓塞：鼓励患者尽早活动、抬高下肢；尽量避免下肢（尤其是瘫痪侧）静脉滴注。以下肢抗栓泵预防下肢静脉血栓形成。

（6）癫痫：缺血性脑卒中后癫痫的早期发生率为2%～33%，晚期发生率为3%～67%。孤立发作1次或急性期痫性发作控制后，不建议长期使用抗癫痫药物。脑卒中后2～3个月再发的癫痫，建议按癫痫常规治疗，即进行长期药物治疗。

（7）上消化道出血：上消化道出血是脑卒中较常见的严重并发症，表现为呕吐咖啡样胃内容物和排柏油样便。消化道出血常与脑卒中的严重程度有关，病情越重，上消化道出血的发生率越高。脑卒中并上消化道出血的机制主要是病变导致下丘脑功能紊乱，继而引起胃肠黏膜血流量减少，胃黏液、碳酸氢盐屏障功能降低和胃黏膜前列腺素E含量下降，引起胃十二指肠黏膜出血性糜烂、点状出血和急性溃疡。防治措施：积极治疗原发病，减

第五章 临证经验

轻脑损害；尽早插胃管，下管动作要缓慢，将胃内积血抽出后将含去甲肾上腺素冰盐水灌入，一般为生理盐水 50 mL + 去甲肾上腺素 4 mg，胃管冲入，q8 h；还可将云南白药、三七粉、白及粉等中药灌入；注射用血凝酶 1 kU 胃管灌入，对症应用抑酸剂；消化道出血时停用抗凝、抗血小板聚集、激素等药物；加强支持疗法，必要时可输血。

(8) 脑心综合征：脑梗死累及丘脑下部、脑干网状结构、边缘系统等可导致高级自主神经中枢功能失调，神经体液调节紊乱。应激状态下，儿茶酚胺、肾上腺素分泌增加，导致神经体液调节紊乱，表现为交感神经功能亢进，而迷走神经功能下降，使心血管活动加强，冠状动脉痉挛，同时影响到心脏的传导系统和心肌的复极而致心肌损害。治疗上，积极控制原发病，并密切观察心肌酶、肌钙蛋白、心电图及心脏彩超动态变化，应用扩张冠状动脉血管，控制心室率等药物治疗。

(六) 急性脑梗死血管内治疗方案

1. 动脉溶栓

(1) 动脉溶栓开始时间越早，临床预后越好。

(2) 动脉溶栓需要在有多学科协作的急诊绿色通道及神经介入条件的医院实施。

(3) 可以在足量静脉溶栓基础上对部分适宜患者进行动脉溶栓。发病 6 小时内的大脑中动脉供血区的急性缺血性卒中，当不适合静脉溶栓或静脉溶栓无效且无法实施机械取栓时，可严格筛选患者后实施动脉溶栓。

(4) 急性后循环动脉闭塞患者，动脉溶栓时间窗可延长至 24 小时。

2. 机械取栓

(1) 推荐使用机械取栓治疗发病 6 小时内的急性前循环大血管闭塞性卒中，发病 4.5 小时内可在足量静脉溶栓的基础上实施。

(2) 如有静脉溶栓禁忌，建议将机械取栓作为大血管闭塞可选择的治疗方案。

(3) 有机械取栓指征时应尽快实施。有静脉溶栓指征时，机械取栓不应妨碍静脉溶栓，静脉溶栓也不能延误机械取栓。

(4) 机械取栓时，建议就诊到股动脉穿刺的时间在 60~90 分钟，就诊到血管再通的时间在 90~120 分钟。

(5) 优先使用支架取栓装置进行机械取栓；可酌情使用当地医疗机构

批准的其他取栓或抽吸取栓装置。

（6）机械取栓后，再通血管存在显著的狭窄，建议密切观察，如 TICI 分级小于 2b 级，建议行血管内成形术［球囊扩张和（或）支架置入术］。

（7）急性基底动脉闭塞患者应行多模态影像（CT 或 MRI）检查，评估后可实施机械取栓，可在静脉溶栓基础上进行，或者按照当地伦理委员会批准的随机对照血管内治疗试验进行。

（8）机械取栓应由多学科团队共同决定，至少包括一名血管神经病学医师和一名神经介入医师，在经验丰富的中心机构实施取栓。

（9）机械取栓的麻醉方案要个体化，尽全力避免取栓延迟。

3. 患者的选择

（1）实施血管内治疗前，尽量使用无创影像检查明确有无颅内大血管闭塞。

（2）发病 3 小时内 NIHSS 评分≥9 分或发病 6 小时内 NIHSS 评分≥7 分时，提示存在大血管闭塞。

（3）不推荐影像提示大面积梗死的患者进行血管内治疗。大面积梗死定义为 CT 或 DWI 影像的 ASPECTS 评分 <6 分或梗死体积≥70 mL 或梗死体积 >1/3 MCA 供血区。确定梗死体积和半暗带大小的影像技术适用于患者选择。与血管内治疗功能预后相关。

（4）单纯高龄的大血管闭塞患者可以选择血管内治疗。

4. 禁忌证

（1）近 3 周之内有脑出血病史。

（2）药物无法控制的高血压（收缩压持续≥185 mmHg，或者舒张压≥110 mmHg）。

（3）明确是否对造影剂过敏。

（4）血糖 <2.8 mmol/L 或者 >22.2 mmol/L。

（5）急性出血体质，包括患有凝血因子缺陷病、INR >1.7，或者血小板计数 <100×10^9/L。

（6）最近 7 日有不可压迫的动脉穿刺史；最近 14 日内有大手术或者严重创伤病史；最近 21 日胃肠道或尿道出血；最近 3 个月内存在增加出血风险的疾病，如严重颅脑外伤、严重肝脏疾病、溃疡性肠道疾病；既往 1 个月内有手术、实质性器官活检、活动性出血。

（7）疑脓毒性栓子或细菌性心内膜炎。

(8) 预期生存寿命 <90 日。

(9) 严重肾功能异常。

5. 取栓相对禁忌

(1) 年龄 >80 岁不是绝对禁忌，但要全面评估患者，谨慎进行。

(2) 血压、血糖异常不是绝对禁忌，但需要控制在正常范围内。

(3) 近期大手术不是取栓的绝对禁忌。

(4) 正在接受抗栓、抗凝治疗者不是取栓的绝对禁忌。

6. 动脉溶栓操作流程

(1) 器械准备

①造影设备及常规造影用品。

②5F 猪尾巴导管、造影导管和 6F 或 8F 导管鞘、Y 阀、连接管、三通开关。

③动脉加压输液装置及袋装生理盐水。

④6F 或 8F 导引导管、交换导丝、微导丝、微导管。

⑤其他介入操作常用器材。

⑥药物及特殊材料：尿激酶、脱水药、肝素、急救药和急救器材。

(2) 操作方法

①按脑血管造影术常规术前准备后送导管室进行动脉溶栓治疗。

②不进行全身肝素化，可在加压输液盐水内加入肝素 500 U。

③首先进行全脑血管造影，导管尽快选择插入初步判断责任病灶，确定动脉闭塞部位，了解侧支循环情况。微导丝引导下将微导管送至血栓近端、血栓内或通过血栓，脑皮质血管闭塞者仅将微导管植入颈内动脉或者椎动脉内，然后通过微导管注入尿激酶。

④10 万 U 尿激酶溶入 20 mL 生理盐水，持续缓慢注入（1 万 U/分）。

⑤每注射 10 万 U 即通过微导管进行一次血管造影。

⑥如造影显示闭塞血管再通则停止溶栓。

⑦如未再通则继续追加尿激酶直至总量达 100 万 U（时间不应超过 2 小时）。

⑧术后即刻和 24 小时后常规复查头颅 CT 以了解有无颅内出血。

⑨术后治疗同常规静脉溶栓治疗后方案。

7. 机械取栓流程

(1) 流程要点

①准备 5 种耗材：导引导管、微导管、微导丝、注射器、Solotire FR。

②Solotire FR 释放后维持 5 分钟。

③Solotire FR 回拉前进行 5 个动作。

（2）操作流程步骤

①明确闭塞部位：血栓近端行主动脉弓、目标血管近端造影，血栓远端通过血栓后行微导管造影，可确认血栓长度，选择长度合适的支架。

②微导管定位：微导管头端超过血栓远端，以确保当 Solotire FR 完全释放后，支架有效长度可以覆盖血栓两端，微导管头端 marker 所在位置即为支架远端抵达位置。

③支架输送：将保护鞘置于微导管前端，直至确认鞘前端就位，顶在内壁。固定 Y 阀后将 Solotire FR 血流再通装置推入微导管，待推送导丝柔软部分完全进入微导管，在前进 10 cm 后移除导入鞘。

④支架定位：持续推进 Solotire FR 直至其远端放射显影标记超过血栓（不要推出导管），与微导管 marker 重合，尽量确保血栓位于支架有效长度的中后段。

⑤支架释放：释放 Solotire FR 时，需要固定推送导丝保持支架在原位不动，同时将微导管向近端方向缓慢收回，避免张力瞬间释放切割血栓，引起远端栓塞。微导管头端必须撤至 Solotire FR 近端，放射显影标志完全暴露。Solotire FR 释放后应在原位保持 5 分钟。

⑥支架回拉：将 Solotire FR 和微导管作为整体回撤，导引导管尾端注射器持续抽吸，直到 Solotire FR 撤出，并有通畅的倒流血流。

⑦取栓后操作：如果需二次取栓，推荐使用原装置。

（七）护理调摄要点

1. 体位的选择

中风急性期患者的头部抬高 15°~30°最为合适，切忌无枕仰卧。凡有意识障碍的患者宜采用侧卧位，头稍前屈。病初期可注意患者良肢位的保持，病情稳定后即可辅助患者进行被动活动，而后逐渐增加活动量。

2. 饮食

神志清楚无吞咽障碍者，应予营养丰富、易消化的食物。意识障碍早期，禁食 1~2 日，避免吸入性肺炎，或引起窒息；可通过静脉输液维持营养。3 日后，如患者神志仍不清楚，无呕吐及消化道出血者，可鼻饲流质饮食，以保证营养。在拔出鼻饲管后应注意喂食方法，体位应取 45°半卧位，以茶匙喂食糊状食物为妥，喂食中呛咳时应拍背。

3. 口腔护理

急性脑血管病患者宜采取侧卧位，可用镊子夹棉球蘸湿淡盐水为患者擦洗口腔及唇部，还可用小纱布蘸温开水敷盖于唇部。对有义齿的患者，睡前及饭后将义齿取下，用牙刷将义齿刷洗干净，放在清水杯中浸泡。

4. 呼吸道护理

勤翻身，多拍背。能咳嗽者，鼓励患者咳嗽；咳嗽困难且多痰者，应用超声雾化；属于痰热证者可鼻饲竹沥水清化痰热；昏迷患者，应使患者头偏向一侧，呕吐物及咽部分泌物应及时用吸引器吸出；舌后坠者，可将下颌托起。

5. 皮肤护理

每隔2~3小时翻身一次，翻身后对受压皮肤进行按摩。可应用气垫床。定时检查骨突部位是否有发红、发紫、水疱等现象，尤其是尾骶部、髂骨、大粗隆及足跟、内外踝、肩胛骨等处。卧床患者早晚要洗脸，定期擦净身体，保持皮肤的清洁卫生。及时更换床单以免发生压疮。发现皮肤有发红现象，应增加按摩次数，并使受压部位皮肤悬空，也可使用复元通络擦剂（草红花、川乌、当归、川芎），按摩受压骨突部，以活血通络，促进气血流通。

第二节　头痛病（偏头痛）

一、诊断

（一）疾病诊断

1. 中医诊断标准

参照《实用中医内科学》（王永炎、严世芸主编，上海科学技术出版社，2009年）。

（1）主要症状：头痛，或全头痛，或局部疼痛，性质可为剧痛、隐痛、胀痛、搏动痛等。急性起病，反复发作，发病前多有诱因，部分患者有先兆症状。

（2）辅助检查：血常规、测血压，必要时进行颅脑 CT、MRI、MRA 检查，脑脊液、脑电图、经颅多普勒彩色超声检查，排除器质性疾病。

2. 西医诊断标准

参照《国际头痛疾病分类》第二版（ICHD-Ⅱ）。

（1）偏头痛不伴先兆诊断标准

①至少 5 次疾病发作符合标准②~④。

②每次疼痛持续 4~72 小时（未治疗或治疗无效）。

③至少具有下列 2 个特征：单侧性；搏动性；程度为中度或重度（日常活动受限或停止）；因日常的体力活动加重，或导致无法进行日常运动（如走路或爬楼梯）。

④发作期间至少具有下列的 1 项：恶心或呕吐；畏光和怕声。

⑤不能归因于另一种疾病。

（2）偏头痛伴典型先兆诊断标准

①至少 2 次疾病发作符合标准②~④。

②先兆至少包括以下 1 种症状，但没有运动功能减弱：完全可逆的视觉症状，包括阳性的表现（如点状色斑或线形闪光幻觉）和（或）阴性的表现（如视野缺损）；完全可逆的感觉症状，包括阳性的表现（如针刺感）和（或）阴性的表现（如麻木）；完全可逆的言语困难或语言障碍。

③以下标准至少 2 项：双侧视觉症状和（或）单侧视觉症状；至少一种先兆症状逐渐发展历时≥5 分钟和（或）不同的先兆症状相继出现历时≥5 分钟；每种症状持续≥5 分钟且≤60 分钟。

④头痛符合无先兆偏头痛的标准②~④，开始时伴有先兆症状，或在先兆发生后 60 分钟以内出现。

⑤不能归因于其他疾病。

（二）证候诊断

1. 肝郁化热、风火上扰证

头面掣痛，疼势较剧，甚或头痛如裂，耳鸣脑热，伴情志不畅，心烦易怒，口干口苦，失眠，溲黄便秘，舌红苔薄黄，脉弦。

2. 血虚肝旺、肝脾失调证

痛势绵绵、间有加剧，或伴头晕昏沉，胸胁胀痛，脘腹痞闷，纳差，舌质淡红，苔黄腻，脉弦滑。

3. 气滞血瘀痰阻证

头部胀痛或跳痛、刺痛，头痛每因情志波动而诱发，伴胸闷不舒，头昏头沉，胃纳不振，或呕吐痰涎，舌边尖见瘀点或瘀斑，舌苔薄白或白腻，脉弦滑。

4. 瘀血阻络证

头部跳痛或如锥如刺，痛有定处，经久不愈，面色晦暗，舌紫或有瘀斑、瘀点，苔薄白，脉弦或涩。

5. 痰浊内阻证

头部跳痛伴有昏重感，胸脘满闷，呕恶痰涎，苔白腻，脉沉弦或沉滑。

6. 肝肾亏虚证

头痛，颧红，潮热，盗汗，五心烦热，烦躁失眠，或遗精，舌红而干，少苔或无苔，脉弦细或弦细数。

二、治疗方法

（一）辨证论治

1. 肝郁化热、风火上扰证

治法：清肝泻热、疏风止痛。

（1）推荐方药：头痛 1 号方加减。生石决明 30 g，黄芩 15 g，栀子 30 g，龙胆草 10 g，白蒺藜 20 g，川芎 15 g，荆芥 10 g，防风 10 g，细辛 5 g，白芷 10 g，薄荷 10 g，菊花 10 g，羌活 15 g，当归 15 g，葛根 30 g。水煎服，每日 1 剂。

中成药：龙胆泻肝丸，黄连上清丸等。

静脉中成药：醒脑静注射液配合葛根素注射液静脉滴注。

（2）针刺治疗

选穴：风池、太阳、百会、侠溪、中渚。

操作：毫针针刺，风池、太阳、百会用平补平泻法，侠溪、中渚行泻法，每日 1 次，10 次为 1 个疗程。

（3）中药泡洗技术：根据患者证候特点选用清肝泄热、疏风止痛类中药，煎煮后洗按足部，每日 1~2 次，每次 20~30 分钟，注意水温宜低于 42 ℃，泡足几分钟后再逐渐加水至踝关节以上，水温不宜过高，以免烫伤皮肤。

（4）饮食疗法：宜进食清肝泄热、疏风止痛的食品，如苦瓜、苦菜、西红柿、绿豆、绿豆芽、黄豆芽、芹菜、白菜、包菜、金针菇等。

2. 血虚肝旺、肝脾失调证

治法：养血柔肝、调和肝脾。

（1）推荐方药：头痛2号方加减。旋覆花15 g，代赭石15 g，生石膏30 g，川芎10 g，当归10 g，生地黄10 g，香附10 g，木瓜30 g，白芍15 g，炒枣仁30 g，炙甘草10 g。水煎服，每日1剂。

中成药：逍遥丸，养血清脑颗粒等。

静脉中成药：当归素注射液配合天麻素注射液静脉滴注。

（2）针刺治疗

选穴：风池、太阳、百会、肝俞、足三里、三阴交。

操作：毫针针刺，风池、太阳、百会用平补平泻法，肝俞行泻法，足三里、三阴交行补法，每日1次，10次为1个疗程。

（3）中药泡洗技术：根据患者证候特点选用养血柔肝、调和肝脾类中药，煎煮后洗按足部，每日1~2次，每次20~30分钟，注意水温宜低于42 ℃，泡足几分钟后再逐渐加水至踝关节以上，水温不宜过高，以免烫伤皮肤。

（4）饮食疗法：宜进食养血柔肝、调和肝脾的食品，如苦瓜、苦菜、绿豆芽、黄豆芽、芹菜、山药、大枣等。

3. 气滞血瘀痰阻证

治法：行气活血、通络止痛。

（1）推荐方药：散偏汤加减。川芎30 g，白芍15 g，白芷10 g，白芥子10 g，柴胡10 g，制香附10 g，郁李仁6 g，生甘草3 g，全蝎10 g，蜈蚣2条，卷柏15 g。

中成药：逍遥丸，养血清脑颗粒等。

静脉中成药：血栓通注射液及川芎嗪注射液静脉滴注。

（2）针刺治疗

选穴：风池、太阳、百会、支沟、膈俞、血海、丰隆。

操作：毫针针刺，风池、太阳、百会、支沟、膈俞用平补平泻法，丰隆、血海用泻法，每日1次，10次为1个疗程。

（3）中药泡洗技术：根据患者证候特点选用行气活血、通络止痛类中

第五章 临证经验

药,煎煮后洗按足部,每日1~2次,每次20~30分钟,注意水温宜低于42 ℃,泡足几分钟后再逐渐加水至踝关节以上,水温不宜过高,以免烫伤皮肤。

(4)饮食疗法:宜进食理气活血化瘀的食品,如海带、橘子、橘饼、牡蛎、芹菜、白菜、包菜、金针菇、油菜、丝瓜、李子等。

4. 瘀血阻络证

治法:活血化瘀、行气止痛。

(1)推荐方药:桃红四物汤加减。桃仁10 g,红花10 g,川芎15 g,生地黄20 g,当归10 g,白芍30 g,羌活10 g,独活15 g,鸡血藤30 g,白芷10 g,细辛3 g,防风10 g,泽泻10 g,薏苡仁20 g。

中成药:逍遥丸,养血清脑颗粒等。

静脉中成药:血栓通注射液及川芎嗪注射液静脉滴注。

(2)针刺治疗

选穴:风池、太阳、百会、阿是穴、膈俞、血海、三阴交。

操作:毫针针刺,风池、太阳、百会、三阴交、膈俞用平补平泻法,阿是穴、血海用泻法,每日1次,10次为1个疗程。

(3)中药泡洗技术:根据患者证候特点选用活血化瘀、行气止痛类中药,煎煮后洗按足部,每日1~2次,每次20~30分钟,注意水温宜低于42 ℃,泡足几分钟后再逐渐加水至踝关节以上,水温不宜过高,以免烫伤皮肤。

(4)饮食疗法:宜进食活血化瘀的食品,如桃胶、当归、山楂、酒糟、栗子等。食疗方有桃胶红枣羹、山楂饼、当归红枣汤等。

5. 痰浊内阻证

治法:燥湿化痰,降逆止痛。

(1)推荐方药:半夏白术天麻汤加减。半夏10 g,白术10 g,天麻10 g,陈皮10 g,茯苓15 g,甘草5 g,川芎10 g,白芷10 g,苍术15 g,刺蒺藜18 g,僵蚕10 g。

中成药:逍遥丸,养血清脑颗粒等。

静脉中成药:银杏叶提取物注射液及川芎嗪注射液静脉滴注。

(2)针刺治疗

选穴:风池、太阳、百会、率谷、头维、足三里、丰隆、阴陵泉。

操作:毫针针刺,风池、太阳、百会、率谷、头维行平补平泻法,足三里、丰隆、阴陵泉行泻法,每日 1 次,10 次为 1 个疗程。

(3) 中药泡洗技术:根据患者证候特点选用燥湿化痰、降逆止痛类中药,煎煮后洗按足部,每日 1~2 次,每次 20~30 分钟,注意水温宜低于 42 ℃,泡足几分钟后再逐渐加水至踝关节以上,水温不宜过高,以免烫伤皮肤。

(4) 饮食疗法:宜进食健脾和胃、燥湿化痰的食品,如茯苓、薏苡仁、山药、陈皮、杏仁等。食疗方有山药薏米粥、茯苓猪骨汤、陈皮排骨等。

6. 肝肾亏虚证

治法:滋养肝肾、清热泻火。

(1) 推荐方药:知柏地黄汤加减。知母 10 g,黄柏 10 g,熟地黄 20 g,山萸肉 10 g,茯苓 15 g,牡丹皮 10 g,山药 10 g,泽泻 10 g,菖蒲 10 g,郁金 10 g,白芷 10 g,石膏 10 g,细辛 5 g。

中成药:六味地黄丸,杞菊地黄丸等。

静脉中成药:血栓通及天麻素注射液静脉滴注。

(2) 针刺治疗

选穴:太阳、百会、肾俞、肝俞、太冲、太溪。

操作:毫针针刺,太阳、百会用平补平泻法,肾俞、肝俞、太冲、太溪行补法,每日 1 次,10 次为 1 个疗程。

(3) 中药泡洗技术:根据患者证候特点选用滋养肝肾、育阴潜阳类中药,煎煮后洗按足部,每日 1~2 次,每次 20~30 分钟,注意水温宜低于 42 ℃,泡足几分钟后再逐渐加水至踝关节以上,水温不宜过高,以免烫伤皮肤。

(4) 饮食疗法:宜进食滋养肝肾的食品,如鲈鱼、乌鸡、枸杞子、石斛、淡菜等。食疗方有石斛瘦肉汤、红枣枸杞子乌鸡汤、淡菜山药汤等。

(二) 其他中医特色疗法

以下中医医疗技术可用于多种证型。

1. 辨经取穴针刺法

十二经脉中,六阳经及足厥阴经循行于头的不同部位,故可将头痛分为阳明、少阳、太阳和厥阴头痛。

(1) 阳明头痛:疼痛部位在前额、眉棱、鼻根部。取穴:头维、印堂、阳白、合谷、内庭、阿是穴。

(2) 少阳头痛：疼痛部位在侧头部。

取穴：太阳、丝竹空、率谷、风池、外关、侠溪、阿是穴。

(3) 太阳头痛：疼痛部位在后枕部，或下连于项。取穴：天柱、后顶、风池、后溪、昆仑、阿是穴。

(4) 厥阴头痛：疼痛部位在巅顶部，或连于目系。取穴：百会、四神聪、太冲、阿是穴。

2. 推拿治疗

一般头痛可开天门，推坎宫，按揉太阳穴，拿五经，拿风池穴，点按合谷穴。

3. 阿是穴邻点透刺加缠针震颤法（国家中医药管理局农村中医适宜技术推广项目）

针具选择：直径 0.3 mm，长 40 mm 的不锈钢毫针。

操作方法：标出阿是穴，平刺进针。若痛点在颞部，从丝竹空向阿是穴透刺；若痛点在眉棱部，从攒竹横至阿是穴；进针得气后，向右轻轻捻转针柄 180°~360°，使软组织轻轻缠绕针尖，然后行 250~500 次/分的震颤法 1 分钟，轻轻回转针柄 180°~360°，留针 5 分钟；如此反复操作 5 次后出针。出针时应注意按压针孔 1 分钟以防出血。

4. 热敏灸疗法

热敏灸是一种提高艾灸疗效的新型灸法。头痛患者的热敏穴位以头面部、背部及小腿外侧为高发区，如头部压痛点、风池、率谷、至阳、肝俞、阳陵泉等。每次选取上述 2~3 组穴位，每次治疗以灸至感传消失为度。

5. 塞鼻法

塞鼻法是指选用活血、通络、止痛等中药研细末后，用布袋包少许药末塞鼻的一种中医外治法。左侧头痛塞右鼻孔，右侧头痛塞左鼻孔，发作时用。如用川芎、白芷、制远志各 50 g，冰片 7 g，共为细末，和匀，用布袋包少许药末塞鼻。也可采用搐鼻法，将中药研末后，每次用少许药末吸入鼻内。

6. 中医诊疗设备

光电治疗仪、疼痛治疗仪、特定电磁波治疗仪、电针仪、脑电仿生治疗仪、多功能脉冲调制中频电疗机、脑病治疗仪，以及经络导平治疗仪等中医诊疗设备可辅助止痛。

7. 中药熏洗

古文献有沐浴治头风的记载，现代很少见用熏洗法治头痛。临床实践证明，此法只要选证准确，使用得当，效果是肯定的，可以用于广大患者。将一服中药用大砂锅煎煮，头煎取药汁 2000 mL，二煎取药汁 1500 mL，混合。先用温水洗净头，再用热药液熏洗头部 15～20 分钟，令头汗出为佳。对于患偏头痛不愿服中药且惧怕针刺者，或为孕妇及同时患有高血压、心动过速，不宜服麻黄、桂枝辛温发散剂者，本法则更有其特殊价值。应用此法，切记掌握熏洗出汗、洗后避风的要点。

8. 刺血疗法

中医认为"通则不痛，不通则痛"，故疼痛骤起。选穴太阳、尺泽、委中，针刺放血。通过针刺拔罐放血，排出体内瘀血，促进身体疼痛部位的血液循环，改善局部血管内的血容量和血流量，瘀血排出，血管内血流畅通，则头痛自愈。

9. 耳穴压豆

取穴肝、脑干、神门、心，在耳穴上找到疼痛敏感点，消毒后将预先备好的耳穴贴贴在耳穴上，嘱患者每日按压各穴 3～5 次，每次以灼热酸痛为度，两耳每天轮换 1 次。

（三）西医治疗

1. 急性期治疗药物及评价

偏头痛急性期的治疗药物分为非特异性药物和特异性药物两类。

（1）非特异性药物

非特异性药物包括：非甾体抗炎药，包括对乙酰氨基酚、阿司匹林、布洛芬、萘普生等及其复方制剂；巴比妥类镇静药；可待因、吗啡等阿片类镇痛药及曲马多。解热镇痛药及其咖啡因复合物对于成年人及儿童偏头痛发作均有效，故对于轻、中度的偏头痛发作和既往使用有效的重度偏头痛发作，可作为首选，应在偏头痛发作时尽早使用。

（2）特异类药物

①曲坦类药物：目前国内有舒马曲坦、佐米曲普坦和利扎曲普坦，在头痛期的任何时间应用均有效，但越早应用效果越好。不主张在先兆期使用。

②麦角胺类药物：麦角胺具有药物半衰期长、头痛复发率低的优势，适

用于头痛发作持续时间长的患者。不推荐常规使用。

③降钙素基因相关肽受体拮抗剂：急性期治疗药物的选择应根据头痛的严重程度、伴随症状、既往用药情况和患者的个体情况而定。药物使用应在头痛的早期足量使用，延迟使用会使疗效下降、头痛复发及不良反应的比例增高。有严重的恶心和呕吐时，应选择胃肠外给药。甲氧氯普胺、多潘立酮等镇吐和促进胃动力药物不仅能治疗伴随症状，还有利于其他药物的吸收和头痛的治疗。为预防药物过度使用性头痛，单纯非甾体制剂不能超过15日/月，麦角胺类、曲坦类、非甾体复合制剂则不超过10日/月。药物治疗应从小剂量单药开始，缓慢加量至合适剂量，同时注意不良反应。对每种药物给予足够的观察期以判断疗效，一般观察期为4~8周。患者需要记头痛日记来评估治疗效果，这有助于发现诱发因素及调整生活习惯。若发作再次频繁，可重新使用原先有效的药物。若预防性治疗无效，且患者没有明显的不良反应，可增加药物剂量；否则，应换用第二种预防性治疗药物。若数次单药治疗无效，才考虑联合治疗，也应从小剂量开始。

2. 预防性用药

目前应用于偏头痛预防性治疗的药物主要包括β受体阻滞剂、钙离子通道阻滞剂、抗癫痫剂、抗抑郁药及其他种类的药物。

3. 积极除去诱因

避免食用富含酪氨酸或亚硝酸盐的食物；停用血管扩张剂或口服避孕药等可能诱发头痛的药物；注意心理疏导，避免紧张、焦虑、疲劳等诱发因素。

4. 心理治疗和物理治疗

偏头痛的心理治疗主要基于行为治疗，包括放松、生物反馈及认知治疗。放松疗法的主要目的为降低身体各种系统的激活频率及促进身体放松。生物反馈是使患者能明确感受，从而清醒地控制及改变其身体功能。通过使用各种仪器，感受衡量肌张力（肌电图生物反馈疗法）、皮肤电阻（电皮生物反馈疗法）或周围体温（温度生物反馈疗法）来测量、放大并反馈躯体信息给患者，从而达成由生物反馈促进的放松。认知疗法通过指导患者更好地处理与头痛相关的应激反应及其他伴随心理疾病来治疗反复发作的头痛。

（四）护理调摄要点

1. 护理要点

包括体位选择（静卧）、避光、饮食、并发症的预防与护理等，并注意做好健康宣教工作。

2. 饮食调理

忌食辛辣刺激性食品，戒烟、戒酒、限制浓茶、咖啡等，避免食用巧克力、奶酪及鸡肝、番茄等富含酪氨酸的食物，多吃高维生素、低脂肪的新鲜蔬菜和水果，多喝水。

3. 情志调理

重视情志护理，避免情志刺激。

第三节　眩晕病

一、诊断

（一）疾病诊断

1. 中医诊断标准

（1）头晕目眩，视物旋转，轻则闭目即止，重者如坐舟船，甚则仆倒。

（2）可伴恶心呕吐、眼球震颤、耳鸣耳聋、汗出、面色苍白等。

（3）起病较急，常反复发作，或逐渐加重。

2. 西医诊断标准

参照《眩晕》（粟秀初、黄如训主编，第四军医大学出版社，2008年第2版）并结合《后循环缺血专家共识》（《中华内科杂志》2006年9月第45卷第9期）有关内容制定。

（1）眩晕为发作性视物或自身旋转感、晃动感、不稳感，多因头位和（或）体位变动而诱发。

（2）眩晕同时或伴有其他脑干等一过性缺血的症状，如眼症（黑蒙、闪光、视物变形、复视等）、内耳疼痛、肢体麻木或无力、猝倒、昏厥等。

（3）有轻微脑干损害体征，如角膜和（或）咽部反射减退或消失，调

第五章 临证经验

节和（或）辐辏障碍，自发性或转颈压迫一侧椎动脉后诱发的眼震及阳性的病理反射等。

（4）测血压、查血红蛋白、查红细胞计数及心电图、电测听、脑干诱发电位、颈椎 X 线摄片、经颅多普勒超声等有助于明确诊断。有条件做头颅 CT、MRI 或 MRA 检查。

（5）肿瘤、脑外伤、血液病、急性脑梗死、脑出血等引起的眩晕除外。

（二）证候诊断

1. 气机失调、痰瘀阻窍证

眩晕有旋转感或摇晃感、漂浮感，头重如裹，伴有口苦，恶心欲呕或呕吐痰涎，胸胁胀闷，善太息，肢体麻木或刺痛，食少便溏，舌苔白或质暗有瘀斑，脉弦滑或涩。

2. 风痰上扰证

头晕有旋转感或摇晃感、漂浮感，头重如裹，伴有恶心呕吐或欲呕、呕吐痰涎，食少便溏，舌苔白或白腻，脉弦滑。

3. 阴虚阳亢证

头晕目涩，心烦失眠，多梦，面赤，耳鸣，盗汗，手足心热，口干，舌红少苔，脉细数或弦细。

4. 肝火上炎证

头晕且痛，其势较剧，目赤口苦，胸胁胀痛，烦躁易怒，寐少多梦，小便黄，大便干结，舌红苔黄，脉弦数。

5. 气阴两虚证

眩晕而头重昏蒙，伴口干，气短，乏力，口唇樱红，舌质绛红或绛淡，苔薄白，脉沉细。

6. 气血亏虚证

头晕目眩，动则加剧，遇劳则发，面色苍白，爪甲不荣，神疲乏力，心悸少寐，纳差食少，便溏，舌淡苔薄白，脉细弱。

7. 肾精不足证

眩晕久发不已，听力减退，耳鸣，少寐健忘，神倦乏力，腰酸膝软，舌红，苔薄，脉弦细。

111

二、治疗方法

（一）辨证论治

1. 气机失调，痰瘀阻窍证

治法：调畅气机，活血化痰。

（1）推荐方药：小柴胡汤合苓桂术甘汤加减。柴胡15 g，黄芩15 g，半夏15 g，人参10 g，茯苓30 g，桂枝10 g，白术20 g，枳壳10 g，菖蒲10 g，郁金10 g，当归30 g，川芎30 g，天麻20 g，炙甘草5 g。水煎服，每日1剂。

中成药：平眩胶囊等。

静脉中成药：血栓通及葛根素注射液静脉滴注。

（2）针灸治疗：取风池、足三里、中脘、丰隆、水道、阴陵泉等穴，用针刺或艾灸刺激穴位，以平补平泻手法为主，每次留针或艾灸20~30分钟，每日1次，连续治疗10~14日。

（3）饮食疗法：宜食清淡食物，忌油腻辛辣食物。多吃些蔬菜、水果，尤其是一些具有利湿、化瘀祛痰作用的食物，如大头菜、白萝卜、荸荠、紫菜、白果、大枣、扁豆、红小豆、包菜、山药、薏米等。应限制食盐的摄入，不宜多吃肥甘油腻、酸涩食品，如饴糖、砂糖、石榴、柚子、枇杷等。

2. 风痰上扰证

治法：祛风化痰，健脾和胃。

（1）推荐方药：半夏白术天麻汤加减。半夏10 g，白术20 g，天麻10 g，茯苓30 g，陈皮15 g，泽泻30 g，菖蒲10 g，郁金10 g。水煎服，每日1剂。

（2）针灸治疗：取穴风池、足三里、中脘、丰隆等穴，用针刺或艾灸刺激穴位，以平补平泻手法为主，每次留针或艾灸20~30分钟，每日1次，连续治疗10~14日。

（3）饮食疗法：宜食清淡食物，忌油腻辛辣食物。宜食清热化痰醒脑之物，如荷叶、薏苡仁、山楂、白扁豆、薄荷、菊花、决明子等。

3. 阴虚阳亢证

治法：镇肝息风，滋阴潜阳。

（1）推荐方药：镇肝熄风汤加减。怀牛膝20 g，代赭石20 g，生龙骨

第五章 临证经验

30 g, 生牡蛎30 g, 生龟板30 g, 生白芍20 g, 玄参15 g, 天冬15 g, 川楝子10 g, 生麦芽20 g, 茵陈15 g, 甘草5 g。水煎服，每日1剂。

中成药：平眩胶囊、杞菊地黄丸等。

静脉中成药：血栓通及苦碟子注射液静脉滴注。

（2）针灸治疗：取风池、肝俞、肾俞、行间、侠溪等穴，用针刺或艾灸刺激穴位，以平补平泻手法为主，留针或艾灸20~30分钟，每日1次，连续治疗10~14日。

（3）饮食疗法：宜食甘凉，忌食辛辣、油腻、温燥、动火的食物。宜平肝潜阳、滋养肝肾之品，如麦冬、百合、桑寄生、黑豆、山茱萸等。

4. 肝火上炎证

治法：平肝潜阳，清火息风。

（1）推荐方药：天麻钩藤饮加减。天麻20 g, 钩藤30 g, 石决明20 g, 川牛膝15 g, 益母草30 g, 黄芩10 g, 栀子10 g, 杜仲15 g, 桑寄生15 g, 首乌藤30 g, 茯神20 g。水煎服，每日1剂。

中成药：龙胆泻肝丸等。

静脉中成药：血栓通及苦碟子注射液静脉滴注。

（2）针刺治疗：取太冲、曲池、足三里、中脘、丰隆等穴，用针刺刺激穴位，以泻法为主，留针20~30分钟，每日1次，连续治疗10~14日。

（3）饮食疗法：宜食辛甘寒，忌食辛辣、油腻、温燥、动火的食物。宜用平肝潜阳、清肝泻火之品，如槐花、决明子、菊花、芹菜、玉米须等。

5. 气阴两虚证

治法：益气养阴，活血化痰。

（1）推荐方药：生脉散加减。太子参30 g, 麦冬15 g, 五味子10 g, 生黄芪30 g, 当归30 g, 川芎10 g, 赤芍10 g, 菖蒲10 g, 郁金10 g, 葛根30 g, 水蛭10 g, 天冬15 g。水煎服，每日1剂。

中成药：生脉胶囊、正天丸等。

静脉中成药：血栓通、参麦及生脉注射液静脉滴注。

（2）针刺治疗：取气海、关元、中脘、下脘、三阴交、太溪等穴，用针刺刺激穴位，以补法为主，留针20~30分钟，每日1次，连续治疗10~14日。

（3）饮食疗法：忌食辛辣、油腻食物。宜食滋阴补气食物，如银耳、龟板、枸杞子、荸荠、燕窝、金针菇、藕等。

6. 气血亏虚证

治法：补益气血，健运脾胃。

（1）推荐方药：八珍汤加减。人参10 g，黄芪30 g，当归15 g，炒白术15 g，茯苓20 g，川芎10 g，熟地黄15 g，生白芍20 g，肉桂10 g，枸杞子15 g，怀牛膝15 g，炙甘草5 g。水煎服，每日1剂。

中成药：脑心舒口服液等。

静脉中成药：血栓通、参麦及生脉注射液静脉滴注。

（2）针灸治疗：取脾俞、胃俞、足三里、百会等穴，用针刺或艾灸刺激穴位，以补法为主，留针或艾灸20～30分钟，每日1次，连续治疗10～14日。

（3）饮食疗法：宜食甘温食物，忌生冷、油腻食物。宜补养气血、健运脾胃之品，如红枣、阿胶、桂圆、枸杞子、茯苓、莲子、当归、白木耳、糯米等。可选红枣莲子粥等。

7. 肾精不足证

治法：补肾填精，充养脑髓。

（1）推荐方药：河车大造丸加减。紫河车30 g，龟甲30 g，黄柏10 g，杜仲15 g，怀牛膝15 g，天冬15 g，生地黄15 g，麦冬20 g，党参30 g，茯苓15 g。水煎服，每日1剂。

中成药：六味地黄丸、金匮肾气丸等。

静脉中成药：血栓通及刺五加注射液静脉滴注。

（2）针灸治疗：取百会、悬钟、肾俞、太溪等穴，用针刺或艾灸刺激穴位，以补法为主，留针或艾灸20～30分钟，每日1次，连续治疗10～14日。

（3）饮食疗法：宜食甘温食物，忌生冷、寒凉食物。宜食滋补肝肾之品，如龟板、龟甲、枸杞子、何首乌、桑椹、山药、黑豆等。可选甲鱼汤等。

（二）西药治疗

根据引起眩晕的原因不同，参照《后循环缺血专家共识》（《中华内科杂志》2006年9月第45卷第9期）规范应用抗血小板聚集剂、抗凝剂、扩张血管剂等，同时积极控制危险因素和并发症，如高血压、糖尿病、高脂血症等。

第五章 临证经验

(三) 护理调摄要点

(1) 生活起居护理：保持良好的康复休养环境，居室宜安静通风整洁，光线柔和，温、湿度适宜。遵循科学合理的生活规律，保证充足的休息和睡眠、适当的活动和锻炼。眩晕剧烈者应卧床休息，轻者可闭目养神，改变体位时动作缓慢，避免深低头、旋转等大幅度的动作。

(2) 情志护理：因人施护，做好耐心细致的情志护理，言语开导，保持乐观愉悦的心情，促使气血调和，以利脏腑功能恢复。

(3) 饮食护理：饮食节制，食物合理搭配，营养丰富。忌辛辣、肥甘生冷、烟酒等。

第四节 痿 病

一、诊断

(一) 疾病诊断

1. 中医诊断标准

参照《实用中医内科学》（王永炎、严世芸主编，上海科学技术出版社，2009年）。

(1) 发病特点

①具有感受外邪与内伤积损的病因。有外感温热疫邪或涉水淋雨，居处湿地或接触、误食毒物；有饮食不洁或房劳、产后体虚或情志失调；有禀赋不足或劳役太过等病因，发病或缓或急。

②多以上肢或下肢、双侧或单侧出现筋脉弛缓、痿软无力，甚至瘫痪日久、肌肉萎缩为主症。也可首先出现眼睑或舌肌等头面部肌肉萎缩。

③男女老幼均可罹患。温热邪气致痿，发病多在春夏季节。

(2) 临床表现：肢体痿弱无力，甚则不能持物或行走。肌肉萎缩，肢体瘦削，有时伴见麻木、痒痛。可出现面部肌肉瘫痪或舌肌痿软，严重者可导致吞咽困难、尿便障碍、呼吸困难、肌力下降、肌肉萎缩。

2. 西医诊断标准

参照中华医学会神经病学分会2010年发布的《中国吉兰-巴雷综合征

诊治指南》。

（1）常有前驱感染史，呈急性起病，进行性加重，多在 2 周左右达高峰。

（2）对称性肢体和延髓支配肌、面部肌肉无力，重症者可有呼吸肌无力、四肢腱反射减低或消失。

（3）可伴轻度感觉异常和自主神经功能障碍。

（4）脑脊液出现蛋白－细胞分离现象。

（5）电生理检查提示远端运动神经传导潜伏期延长、传导速度减慢、F 波异常、传导阻滞、异常波形离散等。

（6）病程有自限性。

（二）证候诊断

1. 湿热浸淫证

病起发热，热退后或热未退即出现肢体软弱无力，身体困重，进展迅速，心烦口渴，便干，尿短黄，舌质红，苔薄黄，脉细数。

2. 瘀阻脉络证

四肢痿软，手足麻木不仁，四肢青筋显露，抽掣作痛，舌质青紫，脉涩不利。

3. 脾胃虚弱证

病情稳定，肢体痿软无力，时好时差，甚则肌肉萎缩。神倦，气短自汗，食少便溏，面色少华，舌淡，苔白，脉细缓。

4. 肝肾亏虚证

病久肢体痿软不用，肌肉萎缩，形瘦骨立，腰膝酸软，头晕耳鸣，或二便失禁，舌红绛，少苔，脉细数。

二、治疗方法

（一）辨证治疗

1. 湿热浸淫证

治法：清热利湿。

（1）推荐方药：加味二妙汤加减。苍术 15 g，黄柏 15 g，当归 6 g，薏

第五章 临证经验

苡仁30 g，牛膝15 g，萆薢12 g，防己10 g，板蓝根20 g，连翘15 g。

（2）针刺治疗

选穴：少商、列缺、尺泽、合谷、曲池、足三里、阴陵泉、环跳、风市、丰隆等。

操作：足三里采用补法，余穴辨证采用泻法或平补平泻法。每次留针20分钟，每日1次，10次为1个疗程。

（3）饮食疗法：宜食甘凉，忌辛辣、温燥、动火食物。选用清热利湿的食品，如金银花、薄荷、藿香、荷叶、薏苡仁等。

2. 瘀阻脉络证

治法：益气活血行瘀。

（1）推荐方药：补阳还五汤加减。黄芪30 g，赤芍15 g，川芎12 g，当归6 g，地龙30 g，桃仁12 g，红花10 g。

中成药：养血荣筋丸等。

静脉中成药：川芎嗪静脉滴注。

（2）针刺治疗

选穴：合谷、手三里、曲池、肩髃、气海、关元、足三里、阳陵泉、三阴交、太溪等穴。

操作：足三里、三阴交采用补法，余穴辨证采用泻法或平补平泻法。每次留针20分钟，每日1次，10次为1个疗程。

（3）饮食疗法：宜食甘辛，忌生冷、厚腻食物。选用行气活血通络的食品，如山楂、桃仁等。

3. 脾胃虚弱证

治法：益髓通经，佐以益气升阳。

（1）推荐方药：参苓白术散加减。黄芪30 g，白术15 g，党参15 g，龟板胶30 g（烊化），陈皮15 g，茯苓30 g，当归30 g，砂仁10 g（后下），炙甘草6 g。水煎服，每日1剂。

推荐中成药：补中益气丸、人参归脾丸、参苓白术颗粒等。

静脉中成药：生脉液或参麦液及黄芪注射液静脉滴注。

（2）针刺治疗

选穴：脾俞、胃俞、血海、气海、关元、足三里、肩髃、阳溪、手三里、伏兔、阳陵泉、悬钟、解溪、曲池、阴陵泉等穴。

操作：足三里采用补法，余穴辨证采用泻法或平补平泻法。每次留针

20 分钟,每日 1 次,10 次为 1 个疗程。

(3) 饮食疗法:宜食甘温食物,忌食生冷、寒凉、黏腻食物。选用益气健脾的食品,如山药、莲子、白术、大枣等。

4. 肝肾亏虚证

治法:益髓通经,补益肝肾,强壮筋骨。

(1) 推荐方药:虎潜丸加减。熟地黄 20 g,山茱萸 15 g,龟板胶 15 g (烊化),炙甘草 5 g,锁阳 15 g,知母 15 g,白芍 20 g,黄柏 10 g。水煎服,每日 1 剂。

推荐中成药:健步虎潜丸、六味地黄丸、知柏地黄丸。

静脉中成药:生脉液或参麦液及黄芪注射液静脉滴注。

(2) 针刺治疗

选穴:肾俞、肝俞、太溪、太冲、悬钟、三阴交、曲池、肩贞、阳陵泉、丘墟、环跳等穴。

操作:三阴交采用补法,余穴辨证采用泻法或平补平泻法。每次留针 20 分钟,每日 1 次,10 次为 1 个疗程。

(3) 饮食疗法:宜食温热食物,忌食生冷、寒凉食物。选用补益肝肾的食品,如黑芝麻、桑葚、杜仲、韭菜子等。

(二) 其他中医特色疗法

以下中医治疗技术适用于所有证型。

1. 口服制马钱子粉

制马钱子粉每次 0.225~0.45 g,每日 2 次,口服。每连续应用 15 日,停用 3 日。注意观察患者有无口唇麻木、心慌、胸闷、呼吸困难、抽搐等中毒表现,如出现以上中毒症状立即停药,并以生甘草、绿豆各 60 g,煎汤 100 mL,口服。

2. 灸法

以艾条或艾炷施灸,上肢瘫痪选用肩髃、曲池、合谷等,下肢瘫痪选髀关、梁丘、足三里、解溪等。脾胃虚弱者,可配气海、关元;肝肾亏虚者,可配肾俞、肝俞;湿热浸淫者,可配阴陵泉、脾俞;瘀阻脉络者,可配血海、风池。每次 20~30 分钟,每日 1 次,10 次为 1 个疗程。

3. 电针

上肢瘫痪取颈部夹脊穴(颈 4 至颈 7),下肢瘫痪取腰部夹脊穴(胸 12

第五章 临证经验

至腰5)。用脉冲电针仪,选取疏波,以肌肉出现节律性收缩为好。每次30分钟,每日1~2次,10次为1个疗程。

4. 中药塌渍

选用红花、威灵仙、羌活、白芷、独活、川芎、当归等活血通络药物,以75%医用乙醇浸泡24小时后即可使用,每日1次,浸渍患肢,10次为1个疗程。

5. 中药足浴

选用威灵仙、伸筋草、艾叶、活血藤、青风藤、独活、川芎、当归等活血通络药物,煎汤外洗。每日1次,10次为1个疗程。

(三)康复训练

早期主要是应用呼吸功能训练、感觉训练等方法改善呼吸功能,止痛、消肿,减少卧床并发症,预防患者肌肉萎缩和关节挛缩。

中、后期主要是采用运动治疗(关节活动度训练、肌力训练)、作业治疗等治疗手段促进受损神经的恢复与再生,维持和扩大关节活动范围,预防关节挛缩、畸形等并发症的发生,增强肌力和耐力。

(四)西药治疗

参照中华医学会神经病学分会2010年发布的《中国吉兰-巴雷综合征诊治指南》。推荐有条件者尽早应用免疫治疗,常用人血免疫球蛋白、血浆置换等疗法,但血浆置换禁忌证主要有严重感染、心律失常、心功能不全、凝血系列疾病等,一般采取血浆200 mL ivgtt qd、生理盐水250 mL+硫辛酸0.6 ivgtt qd及口服胞磷胆碱钠营养神经,也可应用糖皮质激素。糖皮质激素对不同类型吉兰-巴雷综合征的疗效还有待进一步探讨。可以从治疗本病初期就应用B族维生素治疗。

(五)护理调摄要点

1. 急性发病者,应卧床休息。
2. 高热患者必要时进行物理降温。
3. 出现神志昏迷、呼吸或吞咽困难者,应密切观察病情变化,及时组织抢救。对于缓慢起病者,应保证足够的睡眠和休息,注意劳逸结合。
4. 对患肢宜保暖,有肌肤麻木、感觉迟钝者,应防止冻伤、烫伤。

第五节 中风先兆

一、诊断

（一）疾病诊断

1. 中医诊断标准

表现为一过性神志昏蒙，半身不遂，口舌㖞斜，言语謇涩或词不达意，甚或不语，偏身麻木，或出现头痛、眩晕、瞳神变化、饮水发呛、目偏不瞬、步态不稳等。

2. 西医诊断标准

局灶性脑或视网膜缺血引起的短暂性神经功能障碍发作，临床症状通常持续不到1小时，且无急性脑梗死的证据。

（1）起因于脑血管短暂性局灶性功能异常。

（2）发病急剧，通常在2分钟内（最长5分钟）出现全部症状。

（3）发作时间通常在2~30分钟，偶有持续24小时者。

（4）突然停止，通常在2~3分钟症状全部消失。

（5）发作频度不一。

（6）根据发作时的症状，分为颈内动脉系统短暂性脑缺血发作及椎基底动脉系统短暂性脑缺血发作。

（二）疾病分型

1. 颈内动脉系统短暂性脑缺血发作

（1）运动障碍：单肢或多肢无力，失灵，瘫痪。

（2）感觉障碍：单肢或同侧上下肢麻木，感觉减退、消失或感觉异常。

（3）失语症：说话或书写障碍，言语理解障碍。

（4）一侧眼视力障碍。

（5）同向性偏盲。

（6）以上症状合并出现。

2. 椎基底动脉系统短暂性脑缺血发作

（1）运动障碍：单肢或多肢无力，失语，无力有时由一侧移到另一侧，由无力到瘫痪。

（2）感觉障碍：单肢或多肢麻木感，感觉消失，感觉异常，通常包括一侧或两侧面部、口、舌。

（3）视力障碍：两侧视野完全或部分缺损。

（4）同向性偏盲。

（5）平衡障碍（包括步行及姿势），无眩晕的运动失调，摇晃。

（6）复视，吞咽困难，构音障碍，眩晕（伴或不伴恶心、呕吐）。

（7）短暂性全面性遗忘症或猝倒发作。

（三）证候诊断

1. 肝阳上亢、痰瘀阻窍证

符合上述诊断标准，伴头痛头晕，面红目赤，溲赤便秘，急躁易怒，心烦失眠，口苦咽干，舌质红或暗红，苔薄白或薄黄，脉弦滑或弦涩。

2. 阴虚阳亢、痰瘀阻窍证

符合上述诊断标准，伴头胀、耳鸣、耳聋、腰膝酸软，健忘失眠，舌质暗红，苔薄白或薄黄，脉弦滑或弦涩。

3. 肾虚血瘀痰阻证

符合上述诊断标准，伴头晕、耳鸣、耳聋、腰膝酸软，精神萎靡，易困，健忘，舌质绛红或暗红，苔薄白或薄黄，脉沉。

4. 气虚血瘀痰阻证

符合上述诊断标准，伴面色萎黄或苍白，气短乏力，血压偏低，舌质暗淡，苔薄白，脉细涩或细滑。

5. 气阴两虚、痰瘀阻窍证

符合上述诊断标准，伴口干，气短，乏力，口唇樱红，舌质绛红或绛淡，苔薄白，脉沉细。

6. 气机失调、痰瘀阻窍证

符合上述诊断标准，伴口苦，恶心，胸胁胀满，善太息，舌红苔薄白，脉细弦；常规辨证治疗效果较差者。

二、治疗方法

（一）辨证论治

1. 肝阳上亢，痰瘀阻窍

治法：平肝潜阳，活血化痰。

（1）推荐方药：天麻钩藤饮或建瓴汤加减。天麻10 g，钩藤30 g，生石决明30 g，黄芩10 g，栀子10 g，杜仲15 g，牛膝20 g，丹参30 g，川芎15 g，菖蒲10 g，郁金10 g，水蛭10 g，葛根30 g，炒麦芽30 g。水煎服，每日1剂。

加减：肝阳上亢突出者，加羚羊角粉1 g冲服；大便秘结者，加大黄5～15 g（后下）。

中成药：酌加银杏叶片、脑血康、天麻丸以活血化痰、通络祛风。苦碟子注射液20～40 mL，血栓通0.5 g静脉滴注，或银杏达莫注射液20 mL加入生理盐水250 mL中静脉滴注，天麻素静脉滴注以平肝活血、化痰通络。

（2）针刺治疗：取太冲、曲池、足三里、中脘、丰隆等穴，用针刺刺激穴位，以泻法为主，留针20～30分钟，每日1次，连续治疗10～14日。

（3）饮食疗法：宜食辛甘寒，忌食辛辣、油腻、温燥、动火的食物。宜用平肝潜阳、清肝泻火之品，如槐花、决明子、菊花、芹菜、玉米须等。

2. 阴虚阳亢，痰瘀阻窍

治法：滋阴潜阳，活血化痰。

（1）推荐方药：杞菊地黄汤加减。枸杞子15 g，菊花10 g，熟地黄20 g，山萸肉12 g，山药12 g，茯苓9 g，牡丹皮9 g，泽泻9 g，葛根30 g，菖蒲10 g，郁金10 g，川芎15 g，丹参30 g，水蛭10 g，制首乌20 g，炒麦芽30 g。水煎服，每日1剂。

加减：同上。

中成药：银杏叶片、脑血康、复方活脑舒、血塞通滴丸、天麻丸以活血化痰、通络祛风。苦碟子注射液20～40 mL，血栓通0.5 g静脉滴注，或银杏达莫注射液20 mL加入生理盐水250 mL中静脉滴注及天麻素静脉滴注以平肝活血、化痰通络。

（2）针灸治疗：取风池、肝俞、肾俞、行间、侠溪等穴，用针刺或艾灸刺激穴位，以平补平泻手法为主，留针或艾灸20～30分钟，每日1次，连续治疗10~14日。

（3）饮食疗法：宜食甘凉，忌食辛辣、油腻、温燥、动火的食物。宜平肝潜阳、滋养肝肾之品，如麦冬、百合、桑寄生、黑豆、山茱萸等。

3. 肾虚血瘀痰阻

治法：补肾活血化痰。

（1）推荐方药：地黄饮子加减。熟地黄20 g、山萸肉15 g、山药15 g、麦冬15 g、石斛15 g、茯苓10 g、肉苁蓉15 g、菖蒲10 g、郁金10 g、葛根30 g、川芎30 g、丹参30 g、水蛭10 g、炒麦芽30 g。水煎服，每日1剂。

加减：①气虚症状明显者，加生黄芪30~120 g；②大便秘结者，加大黄5~15 g。

中成药：复方活脑舒、脑血康、银杏叶片，口服以益肾通脉。血塞通粉针0.4 g、刺五加注射液60 mL、银杏达莫注射液20 mL、血栓通0.5 g、舒血宁20 mL静脉滴注，每日1次。

（2）针灸治疗：取百会、悬钟、肾俞、太溪等穴，用针刺或艾灸刺激穴位，以补法为主，留针或艾灸20~30分钟，每日1次，连续治疗10~14日。

（3）饮食疗法：宜食甘温食物，忌生冷、寒凉食物。宜食滋补肝肾之品，如龟板、龟甲、枸杞子、何首乌、桑椹、山药、黑豆等。可选甲鱼汤等。

4. 气虚血瘀痰阻

治法：益气活血化痰。

（1）推荐方药：补阳还五汤加减。生黄芪30~120 g、赤芍10 g、川芎10 g、当归10 g、桃仁10 g、红花10 g、水蛭10 g、葛根30 g、菖蒲10 g、郁金10 g、丹参30 g、炒麦芽30 g、山萸肉15 g、淫羊藿30 g、黄精30 g。水煎服，每日1剂。

中成药：活脑舒4粒，每日2次；脑血康片3片，每日3次，口服。生脉注射液、参麦注射液30~40 mL加入生理盐水或5%葡萄糖注射液250 mL中静脉滴注，每日1次；配合血栓通注射液、银杏达莫注射液、灯盏细辛注射液、灯盏花素注射液以活血化瘀。

（2）针灸治疗：取脾俞、胃俞、足三里、百会等穴，用针刺或艾灸刺激穴位，以补法为主，留针或艾灸20~30分钟，每日1次，连续治疗10~14日。

(3) 饮食疗法：适食山药、薏苡仁、黄芪、莲子、白菜、冬瓜、丝瓜、木耳、赤小豆等。忌食生冷油腻、肥甘厚味。

5. 气阴两虚，痰瘀阻窍

治法：益气养阴，活血化痰。

(1) 推荐方药：生脉散加减。太子参30 g，麦冬15 g，五味子10 g，生黄芪30 g，当归30 g，川芎10 g，赤芍10 g，菖蒲10 g，郁金10 g，葛根30 g，水蛭10 g，天冬15 g。水煎服，每日1剂。

中成药：活脑舒4粒，每日2次；脑血康片3片，每日3次，口服。生脉注射液、参麦注射液30~40 mL加入生理盐水或5%葡萄糖注射液250 mL中，静脉滴注，每日1次；配合灯盏细辛、灯盏花素以活血化瘀。

(2) 针灸治疗：取风池、足三里、中脘、丰隆等穴，用针刺或艾灸刺激穴位，以平补平泻手法为主，每次留针或艾灸20~30分钟，每日1次，连续治疗10~14日。

(3) 饮食疗法：宜食清淡食物，忌油腻辛辣食物。宜食补气滋阴之品，如西洋参、薏苡仁、山楂、白扁豆、薄荷、菊花、决明子等。

6. 气机失调，痰瘀阻窍

治法：调畅气机，活血化痰。

(1) 推荐方药：小柴胡汤和苓桂术甘汤加减。柴胡15 g，黄芩15 g，半夏15 g，人参10 g，茯苓30 g，桂枝10 g，白术20 g，炙甘草5 g，菖蒲10 g，郁金10 g，当归30 g，川芎30 g，天麻20 g，枳壳10 g。水煎服，每日1剂。

中成药：银杏叶2片，每日3次；脑血康1粒，每日3次，口服。葛根素及血栓通静脉滴注以活血通络。

(2) 针灸治疗：取合谷、三阴交、血海、中脘、丰隆等穴，用针刺或艾灸刺激穴位，以泻法为主，留针或艾灸20~30分钟，每日1次，连续治疗10~14日。

(3) 饮食疗法：宜食清淡，忌油腻肥甘食物。宜理气化痰、健脾活血之品，如西洋参、山楂、薏苡仁、三七、丹参等。可选薏米党参粥、三七粉等。

注：脑动脉硬化症及脑动脉供血不足，参照以上方案治疗。

第五章 临证经验

（二）西药治疗

1. 调整血压、血黏度、血糖、血脂等。

2. 对颈部和颅内血管行超声、TCD、MRA、DSA 等检查，评价其功能状态。

3. 药物主要采用三联疗法（PAS）：抗动脉粥样硬化药物——普罗布考；抗血小板聚集药物——阿司匹林和（或）氯吡格雷；他汀类药物。

4. 抗凝治疗

（1）发作频繁，24 小时发作大于 2 次；

（2）持续时间长，前循环大于 14 分钟，后循环大于 8 分钟。

5. 血管评估检查存在症状性颅内外动脉狭窄，行介入治疗。

（三）护理调摄要点

1. 情志调理

注意卧床休息，尽可能避免外界环境的各种刺激。避免焦虑、紧张、抑郁、恐惧等不良情绪，保持心情舒畅，加强宣教，使患者学会自我心理调节。

2. 饮食护理

饮食宜低盐、低脂、清淡、易消化，少食多餐。

三、疗效评价

1. 治愈

1 周之内短暂性脑缺血发作停止，4 周之内未再出现短暂性脑缺血发作者。

2. 好转

4 周之内偶有发作。

3. 未愈

发作未控制，或出现脑梗死。

第六节 中风先兆(脑动脉狭窄)

一、诊断

(一)疾病诊断

1. 中医诊断标准

临床表现为一过性神志昏蒙,半身不遂,口舌歪斜,言语謇涩或词不达意,甚或不语,偏身麻木,或出现头痛,眩晕,瞳神变化,饮水发呛,目偏不瞬,步态不稳等。

2. 西医诊断标准

颅内外动脉狭窄是指以上动脉出现一处或多处狭窄率为50%~99%的病变。临床表现为突发的与对应动脉供血区相匹配的(通常位于显著的动脉粥样硬化性病变的同侧)局灶性神经系统症状。

(1)触诊:包括双侧的颈动脉和桡动脉,比较搏动的对称性及可能存在的由杂音带来的颤动。

(2)血压测量:双侧的血压同时测量,如双侧收缩压相差20 mmHg以上视为异常。

(3)脑血管听诊:使用钟形听诊器在颈动脉听诊区(颈动脉分叉处),椎动脉听诊区(头部后下方),锁骨下动脉听诊区(锁骨上窝)和眼动脉听诊区(眼眶部)听诊。听诊动脉声音减弱也是相应动脉狭窄的重要征象。

(4)血管影像学无创检查:包括颈部血管超声、经颅多普勒超声、CT血管成像、磁共振血管成像。

(5)血管影像学有创检查:包括数字减影血管造影、血管内超声。其中数字减影血管造影是目前诊断脑动脉狭窄的金标准。

(二)疾病分级及分型

1. 分级

依据狭窄程度分为轻度狭窄(≤49%);中度狭窄(50%~69%);重度狭窄(70%~99%);完全闭塞(100%)。

第五章　临证经验

2. 临床分型

（1）无症状性狭窄。

（2）症状性狭窄，分为3型。Ⅰ型：引起狭窄相应区域的缺血性临床表现。Ⅱ型：引起了侧支血管供血区缺血症状（盗血），而狭窄相应区域由于盗血得到代偿而未出现相应的症状。Ⅲ型：混合型或复杂型。

（三）证候诊断

1. 肝阳上亢、痰瘀阻络证

符合上述诊断，伴头痛头晕，面红目赤，溲赤便秘，急躁易怒，心烦失眠，口苦咽干，舌质红或暗红，苔薄白或薄黄，脉弦滑或弦涩。

2. 阴虚阳亢、痰瘀阻络证

符合上述诊断，伴头胀、耳鸣、耳聋、腰膝酸软，健忘失眠，舌质暗红，苔薄白或薄黄，脉弦滑或弦涩。

3. 肾虚血瘀痰阻证

符合上述诊断，伴头晕、耳鸣、耳聋、腰膝酸软，精神萎靡，易困，健忘，舌质绛红或暗红，苔薄白或薄黄，脉沉。

4. 气虚血瘀痰阻证

符合上述诊断，伴面色萎黄或苍白，气短乏力，血压偏低，舌质暗淡，苔薄白，脉细涩或细滑。

5. 气阴两虚、痰瘀阻络证

符合上述诊断，伴口干，气短，乏力，口唇樱红，舌质绛红或绛淡，苔薄白，脉沉细。

6. 气机失调、痰瘀阻络证

符合上述诊断，伴口苦，恶心，胸胁胀满，善太息，舌红，苔薄白，脉细弦；常规辨证治疗效果较差者。

二、治疗方法

（一）辨证论治

对有下述证候表现的患者在基本方基础上合用相关方药。

1. 肝阳上亢，痰瘀阻络

治法：平肝潜阳，活血化痰。

（1）推荐方药：天麻钩藤饮或建瓴汤加减。天麻10 g，钩藤30 g，生石决明30 g，黄芩10 g，栀子10 g，杜仲15 g，牛膝20 g，丹参30 g，川芎15 g，菖蒲10 g，郁金10 g，水蛭10 g，葛根30 g，炒麦芽30 g。水煎服，每日1剂。

中成药：苦碟子注射液20～40 mL，血栓通0.5 g，静脉滴注，或血塞通粉针剂，或银杏达莫注射液20 mL加入生理盐水250 mL中静脉滴注，舒血宁及天麻素静脉滴注以平肝活血、化痰通络。

加减：肝阳上亢突出者，加羚羊角粉1 g冲服；大便秘结者，加大黄5～15 g（后下）。

（2）饮食疗法：适食冬瓜、丝瓜、茯苓、黑木耳、苦瓜、萝卜、荷叶、燕麦、莜麦、荞麦、玉米、芋头、海带等。忌食羊肉、狗肉、桂圆、荔枝、酒类、花椒、大料等及油炸食品。

2. 阴虚阳亢，痰瘀阻络

治法：滋阴潜阳，活血化痰。

（1）推荐方药：杞菊地黄汤加减。枸杞子15 g，菊花10 g，熟地黄20 g，山萸肉12 g，山药12 g，茯苓9 g，牡丹皮9 g，泽泻9 g，葛根30 g，菖蒲10 g，郁金10 g，川芎15 g，丹参30 g，水蛭10 g，制首乌20 g，炒麦芽30 g。水煎服，每日1剂。

中成药：血塞通粉针0.4 g、刺五加注射液60 mL、银杏达莫注射液20 mL、血栓通0.5 g、舒血宁20 mL静脉滴注，每日1次。

加减：同上。

（2）饮食疗法：适食百合、黑米、海参、鲤鱼、鳖、鸡、鸭、瘦猪肉，多食山药、枸杞子、芝麻、木耳等甘润滋阴食物，多喝清淡汤类。忌食羊肉、桂圆、酒类等及油炸食品。勿嗜食辛辣。

3. 肾虚血瘀痰阻

治法：补肾活血化痰。

（1）推荐方药：地黄饮子加减。熟地黄20 g，山萸肉15 g，山药15 g，麦冬15 g，石斛15 g，茯苓10 g，肉苁蓉15 g，菖蒲10 g，郁金10 g，葛根30 g，川芎30 g，丹参30 g，水蛭10 g，炒麦芽30 g。水煎服，每日1剂。

中成药：血塞通粉针0.4 g、刺五加注射液60 mL、银杏达莫注射液20 mL、血栓通0.5 g、舒血宁20 mL静脉滴注，每日1次。

加减：气虚症状明显者，加生黄芪30～120 g；大便秘结者，加大黄

5～15 g。

（2）饮食疗法：适食黑豆、黑米、木耳、山药、薏苡仁、黄芪、莲子、白菜、冬瓜、丝瓜、赤小豆等。忌食生冷油腻、肥甘厚味。

4. 气虚血瘀痰阻

治法：益气活血化痰。

（1）推荐方药：补阳还五汤加减。生黄芪30～120 g，赤芍10 g，川芎10 g，当归10 g，桃仁10 g，红花10 g，水蛭10 g，葛根30 g，菖蒲10 g，郁金10 g，丹参30 g，炒麦芽30 g，山萸肉15 g，淫羊藿30 g，黄精30 g。水煎服，每日1剂。

中成药：生脉注射液、参麦注射液30～40 mL加入生理盐水或5%葡萄糖注射液250 mL中静脉滴注，每日1次；配合灯盏细辛、葛根素以活血化瘀。

（2）饮食疗法：适食山药、薏苡仁、黄芪、莲子、白菜、冬瓜、丝瓜、木耳、赤小豆等。忌食生冷油腻、肥甘厚味。

5. 气阴两虚，痰瘀阻络

治法：益气养阴，活血化痰。

（1）推荐方药：生脉散加减。太子参30 g，麦冬15 g，五味子10 g，生黄芪30 g，当归30 g，川芎10 g，赤芍10 g，菖蒲10 g，郁金10 g，葛根30 g，水蛭10 g，天冬15 g。水煎服，每日1剂。

中成药：生脉注射液、参麦注射液30～40 mL加入生理盐水或5%葡萄糖注射液250 mL中静脉滴注，每日1次；配合灯盏细辛、葛根素以活血化瘀。

（2）饮食疗法：百合、薏苡仁、黄芪、莲子、黑米、海参、鸡、鸭、瘦猪肉，多食山药、枸杞子、芝麻、木耳等甘润滋阴、补气食物。忌食生冷油腻、肥甘厚味。

6. 气机失调，痰瘀阻络

治法：调畅气机，活血化痰。

推荐方药：小柴胡汤合苓桂术甘汤加减。柴胡15 g，黄芩15 g，半夏15 g，人参10 g，茯苓30 g，桂枝10 g，白术20 g，炙甘草5 g，菖蒲10 g，郁金10 g，当归30 g，川芎30 g，天麻20 g，枳壳10 g。水煎服，每日1剂。

中成药：葛根素或血栓通静脉滴注以活血通络。

（二）中医特色疗法

辨证选择口服中药汤剂或膏方治疗。

近年来，在中医现代化思想指导下，把传统中医病机与现代病理结合，传统中药功效与现代药理结合，通过大量临床病例的实践总结，认为动脉粥样硬化、脑动脉狭窄的中医基本病机为肾脾两虚、血瘀痰阻，基本治法为补肾活血、健脾化痰、软坚散结，基本应用方药如下：制首乌20 g，酒萸肉15 g，山药10 g，麦冬10 g，当归30 g，川芎30 g，茯苓20 g，肉苁蓉15 g，菖蒲10 g，郁金10 g，葛根30 g，益母草30 g，黄芪30 g，太子参15 g，白术15 g，三七粉6 g，龟甲20 g，三棱15 g，莪术15 g，全蝎10 g，海藻30 g，昆布30 g。水煎服，每日1剂或制作膏方口服。

（三）基础治疗

1. 药物主要采用三联疗法

抗动脉粥样硬化药物——普罗布考；抗血小板聚集药物——阿司匹林和（或）氯吡格雷；他汀类药物。

2. 脑动脉狭窄的外科治疗和血管内治疗

（1）对于症状性颅内动脉粥样硬化性狭窄（狭窄程度为70%～99%）的患者，在内科标准治疗无效或侧支循环代偿不完全的情况下，血管内治疗可以作为内科药物治疗的辅助手段。

（2）对于无症状的颈动脉严重狭窄患者，可选择支架治疗或颈动脉内膜剥脱术作为药物治疗的辅助手段。

（3）对于近期发生短暂性脑缺血发作或6个月内发生缺血性卒中合并同侧颈动脉颅外段严重狭窄（70%～99%）的患者，可选择支架治疗或颈动脉内膜剥脱术作为药物治疗的辅助手段。

三、护理调摄要点

1. 饮食调理

低盐低脂饮食，宜食富含营养及粗纤维的食物。忌食辛辣刺激食品，忌食肥甘厚腻之品。戒烟忌酒，限制茶、咖啡等饮品的摄入。

2. 情志调护

重视情志调护，避免情志刺激。

3. 二便调护

保持大便通畅，避免用力排便。

4. 精神调护

注意观察患者神的变化，包括瞳神、神态、神志、呼吸等。

第七节 出血性中风（脑出血）

一、诊断

（一）疾病诊断

1. 中医诊断标准

参考2008年中华中医药学会发布的《中医内科常见病诊疗指南》。

（1）临床表现为神志昏蒙，半身不遂，口舌歪斜，言语謇涩或语不达意，甚或不语，偏身麻木，或出现头痛，眩晕，瞳神变化，饮水发呛，目偏不瞬，步态不稳等。

（2）急性起病，渐进加重，或骤然起病。一般出血性中风多为动态起病，迅速达到症状的高峰；而缺血性中风往往在安静状态起病，渐进加重，或有反复出现类似症状的病史。少部分缺血性中风患者可起病突然，病情发展迅速，伴有神志昏蒙。

（3）发病前多有诱因，常有先兆症状。可见眩晕，头痛，耳鸣，突然出现一过性言语不利或肢体麻木，视物昏花，1日内发作数次，或几日内多次复发。

（4）发病年龄多在40岁以上。

具备以上临床表现，结合起病形式、诱因、先兆症状、年龄即可诊断中风病。结合影像学检查（头颅CT或MRI）可明确诊断。

2. 西医诊断标准

参照2014年中华医学会神经病学分会制定的《中国脑出血诊治指南》。

（1）急性起病。

（2）局灶性神经功能缺损症状（少数为全面性神经功能缺损症状），常伴有头痛、呕吐、血压升高及不同程度的意识障碍。

(3) 头颅 CT 或 MRI 显示出血灶。

(4) 排除非血管性脑部病因。

(二) 证候诊断

1. 痰热内闭证

神昏，半身不遂，鼻鼾痰鸣，项强身热，气粗口臭，躁扰不宁，甚则手足厥冷，频繁抽搐，偶见呕血，舌质红绛，舌苔黄腻或干腻，脉弦滑数。

2. 元气败脱证

神昏，肢体瘫软，目合口张，呼吸微弱，手撒肢冷，汗多，重则周身湿冷，二便失禁，舌痿不伸，舌质紫暗，苔白腻，脉沉缓、沉微。

3. 肝阳暴亢、风火上扰证

半身不遂，口舌歪斜，言语謇涩或不语，偏身麻木，头晕头痛，面红目赤，口苦咽干，心烦易怒，尿赤便干，舌质红或红绛，舌苔薄黄，脉弦有力。

4. 痰热腑实、风痰上扰证

半身不遂，口舌歪斜，言语謇涩或不语，偏身麻木，腹胀，便干便秘，头晕目眩，咳痰或痰多，舌质暗红或暗淡，苔黄或黄腻，脉弦滑或偏瘫侧脉弦滑而大。

5. 肾虚血瘀痰阻证

半身不遂，神志昏蒙，言语謇涩或不语，偏身感觉异常，口舌歪斜，面色晦暗，头痛头昏，耳鸣失眠，大便无力，舌质淡暗，苔薄白或少苔，脉沉细。

6. 气虚血瘀证

半身不遂，口舌歪斜，言语謇涩或不语，偏身麻木，面色㿠白，气短乏力，口角流涎，自汗，心悸便溏，手足肿胀，舌质暗淡，舌苔薄白或白腻，或舌边有齿痕，脉沉细、细缓或细弦。

二、治疗方法

(一) 辨证论治

1. 痰热内闭证

治法：清热化痰，醒神开窍。

第五章 临证经验

推荐方药:羚羊角汤加减。水牛角20 g,龟板10 g,生地黄15 g,牡丹皮10 g,白芍20 g,夏枯草10 g,生石决明20 g(先煎),炙甘草5 g,菖蒲10 g,郁金10 g,胆南星10 g,瓜蒌30 g,茯苓30 g,大黄10 g,三七粉3 g(冲)。

中成药:安宫牛黄丸、清开灵口服液等。

静脉中成药:醒脑静注射液静脉滴注。

2. 元气败脱证

治法:益气回阳,扶正固脱。

推荐方药:参附汤加减。人参10 g,制附子10 g,生甘草10 g,五味子10 g。

汗出不止者,加山萸肉15 g,黄芪15 g,煅龙骨15 g,煅牡蛎15 g以敛汗固脱;见冷汗肢厥者,合用四逆汤以回阳救逆。

静脉中成药:参附注射液静脉滴注。

3. 肝阳暴亢,风火上扰证

治法:平肝潜阳,息风清热。

推荐方药:天麻钩藤饮加减。天麻12 g,钩藤30 g,生石决明30 g,黄芩12 g,栀子12 g,杜仲10 g,牛膝18 g,丹参30 g,川芎15 g,菖蒲10 g,郁金10 g,水蛭10 g,葛根30 g,大黄5~15 g,益母草30 g,三七粉3 g(冲),羚羊角粉0.9 g(冲)。

中成药:天麻丸、脑血康胶囊、清开灵口服液等。

静脉中成药:醒脑静注射液静脉滴注。

4. 痰热腑实,风痰上扰证

治法:清热化痰,息风通腑。

推荐方药:星蒌承气汤加减。全瓜蒌30 g,胆南星10 g,大黄10 g(后下),芒硝30 g(冲),丹参20 g,菖蒲10 g,郁金10 g,三七粉3 g(冲),羚羊角粉0.9 g(冲),栀子10 g。

中成药:天麻丸、脑血康胶囊、清开灵口服液等。

静脉中成药:醒脑静注射液静脉滴注。

5. 肾虚血瘀痰阻证

治法:补肾活血化痰。

推荐方药:补肾活血化痰方加减。制首乌20 g,山萸肉15 g,山药

15 g，麦冬 15 g，石斛 15 g，五味子 5 g，茯苓 30 g，肉苁蓉 15 g，菖蒲 10 g，郁金 10 g，葛根 30 g，陈皮 10 g，益母草 30 g，三七粉 3 g（冲）。

中成药：华佗再造丸、脑血康等。

静脉中成药：血栓通注射液静脉滴注。

6. 气虚血瘀证

治法：补益元气，活血通络。

推荐方药：补阳还五汤加减。生黄芪 30~120 g，桃仁 10 g，红花 10 g，赤芍 10 g，当归 6 g，鸡血藤 30 g，地龙 10 g，川芎 20 g，葛根 30 g，菖蒲 10 g，郁金 10 g，熟地黄 20 g，生麻黄 7 g。

中成药：华佗再造丸、中风回春丸、人参再造丸、脑血康等。

静脉中成药：血栓通注射液、参麦注射液静脉滴注。

常见变证：脑出血急性期出现神志昏蒙等严重并发症时，应积极采取措施予以救治。

①痰热内闭清窍者可灌服安宫牛黄丸。每次 1 丸，每 6~8 小时鼻饲 1 次。

②痰湿蒙塞清窍者可灌服苏合香丸。每次 1 丸，鼻饲。

③出现脱证的患者可选择使用具有扶正作用的中药注射液，如生脉注射液、参麦注射液、参附注射液。

④腑气不通、大便秘结者，急用星蒌承气汤或大承气汤煎服，每日 1 剂，分 2 次口服或鼻饲。

⑤呕血、便血者，予云南白药 0.5~1 g，或加用大黄粉 3 g，每日 3 次，口服或鼻饲。

⑥高热不退者，予紫雪丹口服或鼻饲，每次 1.5~3 g，每日 2 次。

⑦肢体拘挛、肌张力较高者，加木瓜 30 g，白芍 30 g，全蝎 10 g，蜈蚣 2 条。

⑧肢体肿胀疼痛较甚者，加细辛 5 g，炮附子 10 g，徐长卿 15 g。

⑨吞咽障碍、饮水呛咳者，加僵蚕 30 g，白芥子 15 g，蝉蜕 30 g。

⑩呃逆频繁、腑气不通者，予大承气汤煎服，也可配合针剂或耳针治疗；呃声短促不连续，神昏烦躁，舌质红或红绛，苔黄燥或少苔，脉细数者，可用人参粳米汤加减以益气养阴、和胃降逆；呃声频频，胃冷虚寒者，可用丁香柿蒂散或五香饮化裁（丁香、降香、沉香、木香、檀香、泽兰、甘松）。

第五章 临证经验

⑪瘀阻征象明显者，益母草可加量至 50 g。

（二）其他中医特色疗法

1. 针灸治疗

（1）应用时机：病情平稳后可进行。

（2）治疗方法

取穴：肩髃、极泉、曲池、手三里、外关、合谷、环跳、阳陵泉、足三里、丰隆、解溪、昆仑、太冲、太溪。闭证加十二井穴、合谷、太冲；脱证加关元、气海、神阙。

操作：毫针针刺，平补平泻。每日 1 次，10 次为 1 个疗程。

2. 推拿治疗

根据肢体功能缺损程度和状态进行中医按摩循经治疗，可使用不同手法以增加全关节活动度、缓解疼痛、抑制痉挛和被动运动等。避免对痉挛组织肌肉群的强刺激，是偏瘫按摩中应注意的问题。按摩手法常用揉法、捏法，亦可配合其他手法，如弹拨法、叩击法、擦法等。

3. 中药熏洗

主要针对常见并发症如肩手综合征或偏瘫痉挛状态，以活血通络的中药为主，局部熏洗患肢，每日 1~2 次或隔日 1 次。每次 15~30 分钟，水温宜在 37~40 ℃，浸泡数分钟后，再逐渐加水至踝关节以上，水温不宜过高，以免烫伤皮肤。

4. 设备治疗

根据需要和临床症状，可以选用以下设备：特定电磁波治疗仪、电针仪、脑电仿生治疗仪、多功能脉冲调制中频电疗机、脑病治疗仪，以及经络导平治疗仪等中医诊疗设备。

5. 冰马膏穴位贴敷外治法

中风后偏瘫肌张力低下者，应用冰马膏穴位贴敷治疗。

冰马膏的药物组成有冰片、制马钱子、丁香等，以鸡蛋清、蜂蜜等作黏合剂。依据现代康复理论，结合传统针灸"治痿独取阳明"理论，脾胃同居中焦，升降相因，共为后天之本。选穴时上肢以阳明经穴为主，取肩髃、曲池、外关、合谷；下肢以太阴穴为主，取血海、阴陵泉、三阴交、太溪。健患双侧取穴。冰马膏贴敷于穴位后局部轻轻按摩 2~3 分钟，每日 2 次。

治疗起始与康复同步,疗程 1~2 周,以患者患侧肢体肌张力达改良 Ashworth 分级 2 级为止。2 周达不到者亦停止穴位贴敷治疗。

(三) 西药治疗

1. 病程治疗原则

(1) 急性期(发病 2 周内):消除占位病变;控制脑水肿;调控血压;防治感染。

(2) 恢复期(2 周~6 个月):改善脑灌流和脑营养;进行康复治疗。

(3) 后遗症期(6 个月左右):预防再次发病;进行康复治疗。

2. 内科具体治疗方案

(1) 一般治疗

①卧床休息:一般应卧床休息 2~4 周,避免情绪激动及血压升高。

②保持呼吸道通畅:昏迷患者应将头歪向一侧,以利于口腔分泌物及呕吐物流出,并可防止舌根后坠阻塞呼吸道,随时吸出口腔内的分泌物和呕吐物,必要时行气管切开。

③吸氧:有意识障碍、血氧饱和度下降或有缺氧现象($PO_2 < 60$ mmHg 或 $PCO_2 > 50$ mmHg)的患者应给予吸氧。

④鼻饲:昏迷或有吞咽困难者在发病第 2~3 日即应鼻饲。

⑤对症治疗:过度烦躁不安的患者可适量用镇静药;便秘者可选用缓泻药。

⑥预防感染:加强口腔护理,及时吸痰,保持呼吸道通畅;留置导尿时应做膀胱冲洗,昏迷患者可酌情用抗生素预防感染。

⑦观察病情:严密注意患者的意识、瞳孔大小、血压、呼吸等改变,有条件时应对昏迷患者进行监护。

(2) 调控血压:脑出血患者血压的控制并无一定的标准,应视患者的年龄、既往有无高血压、有无颅内压增高、出血原因、发病时间等情况而定。一般可遵循下列原则:

①脑出血患者积极降血压,要求 1 小时内血压下降至 140/90 mmHg。

②血压降低幅度不宜过大,否则可能造成脑低灌注。

③选用尼莫地平 30~60 mg,每日 3 次,或 10 mg 静脉滴注,每日 1 次,治疗开始的 2 小时可按照每小时 0.5 mg 尼莫地平给药(相当于 2.5 mL 尼莫地平注射液/小时),2 小时后,剂量可增至 1 mg 尼莫地平,2 小时后如无不

第五章 临证经验

适可增至 2 mg（严重肝功能不全者，根据血压情况适当减量，如有必要，也应考虑中断治疗）。

（3）降低颅内压：颅内压升高是脑出血患者死亡的主要原因，因此降低颅内压为治疗脑出血的重要任务。脑出血的降颅压治疗首先以高渗脱水药为主，如甘露醇或甘油果糖、甘油氯化钠等，注意尿量、血钾及心肾功能。可酌情选用呋塞米（速尿）、白蛋白。建议尽量不使用类固醇，因其不良反应大，且降颅压效果不如高渗脱水药。应用脱水药时要注意水及电解质平衡。20%甘露醇125 mL静脉滴注，每日1~4次（无头痛1次，有头痛2次，呕吐3次，昏迷4次），或甘油果糖。并配合速尿20~40 mg静脉滴注，每日1~4次，以及白蛋白隔日1次。七叶皂苷钠20 mg静脉滴注，每日1次。

（4）止血药物：一般不用，若有凝血功能障碍，可应用，时间不超过1周。白眉蛇毒血凝酶2 kU或血凝酶2 kU即刻静脉滴注，每日1次（用3天）。

（5）亚低温治疗：亚低温治疗是辅助治疗脑出血的一种方法，初步的基础与临床研究认为亚低温是一项有前途的治疗措施，而且越早用越好。有条件的单位可以试用，并总结经验。

（6）调控血糖：血糖多在卒中发病后12小时之内升高，血糖升高的水平与卒中的严重程度有关。1周内死亡的患者血糖最高，脑出血患者的血糖改变高于脑梗死患者。当患者血糖增高超过11.1 mmol/L时，应立即给予胰岛素治疗，将血糖控制在8.3 mmol/L以下。开始使用胰岛素时应每1~2小时监测血糖一次。当血糖被控制之后，通常需要给予胰岛素维持。急性卒中患者很少发生低血糖，血糖太低也会加重病情，此时可用10%~20%的葡萄糖口服或注射纠正。

（7）脑活化剂及脑保护剂

①奥拉西坦2.0~4.0 g或脑蛋白水解物61 mg或小牛血清去蛋白注射液10 mL，使用前注意肾功能。

②依达拉奉注射液30 mg静脉滴注，每日2次。

（8）防治并发症

①肺炎及肺水肿：早期识别和处理卒中患者的吞咽困难和误吸，定时翻身和拍背，加强康复活动，呼吸支持（如氧疗）和抗生素治疗。药敏试验有助于选择抗生素。

②上消化道出血

胃内灌洗：冰生理盐水 100~200 mL；冰盐水加入去甲肾上腺素配置成 0.8% 口服液每次 30 mL，q8 h~q6 h po；仍不能止血者，将另外 50~100 mL 加入凝血酶 1000~2000 U 口服。也可用血凝酶、云南白药、酚磺乙胺、氨甲苯酸、生长抑素等。H_2 受体阻断剂或质子泵抑制剂的使用，选用西咪替丁 400~600 mg/d、奥美拉唑 40~60 mg 或泮托拉唑 40~80 mg 静脉滴注，每日 2 次。

防治休克：如有循环衰竭表现，应补充血容量；如血红蛋白低于 100 g/L，血细胞比容小于 30%，心率大于 120 次/分，收缩压低于 90 mmHg，可静脉输新鲜全血或红细胞。

胃镜下止血：上述多种治疗无效的情况下，仍有顽固性大量出血，可在胃镜下进行高频电凝止血。

手术治疗：对于胃镜下止血仍无效时，因过多、过久的大量出血危及生命时，可考虑手术止血。

③尿失禁与尿路感染：主要继发于尿失禁和留置导尿管的患者，约 5% 的患者出现败血症。定时排尿训练程序，以及训练患者和家属正确使用导尿管。一旦出现尿路感染，应及时采用抗生素治疗，并进行尿细菌培养和药敏试验，以指导抗生素的应用。

④脑卒中后抑郁与焦虑状态：注重患者的心理护理，一旦确诊有抑郁症和焦虑症，首选第二代新型抗抑郁药，即五羟色胺再摄取抑制剂；其次为第一代经典抗抑郁药，即三环类抗抑郁药；应同时辅以心理治疗及行为治疗（主要是松弛疗法，如生物反馈疗法、音乐疗法、瑜伽等）。

⑤心脏损害：减轻心脏负荷，避免或慎用增加心脏负担的药物。注意补液速度及控制补液量，快速静脉滴注甘露醇溶液进行脱水治疗时，要密切观察心脏情况。对于高龄患者和原有心脏病患者，甘露醇用半量或改用其他脱水剂。

⑥急性肾衰竭：对于并发急性肾衰竭患者的治疗，首先保证足够血容量，保持出入量平衡，同时避免应用对肾功能有损害的药物，减少甘露醇的用量或停止使用。为促进体内水分的排出，首先应用呋塞米 40~100 mg 静脉推注，每日 2~4 次。如仍为少尿或无尿者，应进行透析治疗。积极纠正水电解质和酸碱平衡紊乱。

⑦深部静脉血栓形成与肺栓塞：可早期做 D - 二聚体筛选试验，阳性者

第五章 临证经验

可进一步进行多普勒超声、磁共振等检查。尽量避免下肢静脉输液，特别是瘫痪侧肢体。出血性疾病（如脑出血）或有出血倾向的患者避免用抗凝与溶栓治疗。

⑧脑卒中继发癫痫。

⑨压疮。

（四）微创手术治疗

1. 对于大多数脑出血的患者，外科治疗的效果不确切，目前没有足够的证据表明，超早期开颅术能改善功能结局或降低死亡率，极早期开颅术可能使再出血的风险加大（Ⅱ级推荐，B级证据）；对于72小时内的中–较大量基底节脑出血可以考虑微创血肿粉碎清除术（Ⅱ级推荐，B级证据）。

2. 根据出血部位及出血量决定治疗方案。

（1）基底节区出血：小量出血可内科保守治疗；中等量出血（壳核出血≥30 mL，丘脑出血≥15 mL）可根据病情、出血部位和医疗条件，在合适时机选择微创穿刺血肿清除术或小骨窗开颅血肿清除术，及时清除血肿；大量出血或脑疝形成者，多需外科行去骨瓣减压血肿清除术，以挽救生命。

（2）小脑出血：易形成脑疝，出血量≥10 mL，或直径≥3 cm，或合并明显脑积水，在有条件的医院应尽快手术治疗，进行脑室引流，同时应该进行外科血肿清除。

（3）脑叶出血：脑叶血肿距离脑表面1 cm内且出血体积大于30 mL者，可以考虑用标准开颅术清除幕上脑出血，高龄患者常为淀粉样血管病出血，除血肿较大危及生命或由血管畸形引起需外科治疗外，宜行内科保守治疗。

（4）脑室出血：轻型的部分脑室出血可行内科保守治疗；重症全脑室出血（脑室铸形），需脑室穿刺引流加腰穿放液治疗。

（五）康复训练

1. 手法治疗

康复治疗师在应用传统的推拿、按摩等中医诊疗技术的同时，根据患者病情的需要，针对性地应用西方的Bobath、Rood、PNF等现代神经促通技术，以及关节松动技术等，在促进患者肢体血液循环的同时，能更好地诱导肢体、躯干肌肉张力的平衡，并诱导神经生理反射的出现，从而促进神经功能的恢复。

2. 物理因子治疗

根据脑病患者的病理特点，给予适当的中低频电刺激治疗和高能脑部磁疗。

3. 合理的功能训练

应用先进的 PT、OT、ST 等训练技术及设备，合理地对患者进行肢体、躯干，以及语言、吞咽等功能的训练。

第八节 中风（蛛网膜下腔出血）

一、诊断

（一）疾病诊断

1. 中医诊断标准

（1）主要症状：突发剧烈头痛，神志昏蒙，颈项强直，视物不清，偏瘫，言语謇涩或不语，偏身感觉异常，口舌歪斜。

（2）次要症状：面红目赤或面色晦暗，躁扰不宁或静卧不烦，头晕头昏，口苦咽干或口淡不渴，瞳神变化。

（3）急性起病，发病前多有诱因，常有先兆症状。

（4）发病年龄多在 40 岁以上。

具备 2 个主症以上，或 1 个主症、2 个次症，结合起病、诱因、先兆症状、年龄即可确诊。不具备上述条件，结合影像学检查结果或腰穿结果亦可确诊。

2. 西医诊断标准

（1）临床表现：从起病数分钟到数小时内出现下述 2 个以上症状者。

①发病及入院时有剧烈头痛。

②意识障碍。

③脑膜刺激征。

④眼底可见视网膜前的玻璃体下出血。

⑤偏瘫。

第五章 临证经验

⑥动眼神经损伤所致的眼球运动障碍。

（2）辅助检查

颅脑 CT：可见蛛网膜下腔、桥池、枕大池、大脑前后纵裂、侧裂及脑沟回的表面充满血液，有时可见脑室内也有血液。

一般发病时间距 CT 扫描时间越短，CT 阳性率越高。发病当天达 95%，次日 90%，5 日后 80%，7 日后 50%。

CSF：可见均匀血性脑脊液。出血已经 7~14 日，可见脑脊液黄变，镜下有大量皱缩红细胞，脑脊液细胞学检查可见吞噬了血红蛋白、含铁血黄素或胆红素的巨噬细胞，有助于判断出血时间。

脑血管造影：可找到动脉瘤或血管畸形。

根据临床表现，结合 CT 或 CSF 检查可确诊。

（二）疾病分级

1. 颅脑 CT 分级：Fisher 分级标准

Ⅰ级：未发现血液。

Ⅱ级：血液层厚 <1 mm，遍及整个蛛网膜下腔。

Ⅲ级：血液层厚 >1 mm。

Ⅳ级：伴脑实质血肿或脑室积血。

临床意义：约半数Ⅲ级患者有脑血管痉挛。Ⅰ级、Ⅱ级、Ⅳ级患者少有脑血管痉挛，Ⅳ级患者常有脑积水，在病情允许下，应尽早进行脑血管造影。

2. 临床分级

（1）美国动脉瘤协作组分级标准

Ⅰ级：无症状，末次出血后完全恢复。

Ⅱ级：轻度，神志清楚，有头痛，无重要神经功能障碍。

Ⅲ级：中度，昏睡，有头痛和颈项强直，无大脑半球功能障碍；清醒，出血后基本恢复，疑有大脑半球功能障碍。

Ⅳ级：重度，神志不清，但无重要神经功能障碍；昏睡或反应迟钝，有大脑半球功能障碍（如偏瘫，失语，精神症状）。

Ⅴ级：去大脑强直，对刺激无反应。

临床意义：Ⅰ级、Ⅱ级者手术耐受性较好，疗效也佳，应早期手术；Ⅲ级、Ⅳ级者大多伴有明显脑积水或脑血管痉挛，须缓解后再手术，如病情恶化，应紧急手术；V级者不宜手术。

（2）动脉瘤临床表现 Hunt-Hess 分级

0级：未破裂动脉瘤。

1级：无症状或轻微头痛/颈项强直。

1a级：仅有固定的神经功能缺损。

2级：中度或重度头痛/颈项强直。

3级：轻度局灶性功能缺损，嗜睡/精神错乱。

4级：昏迷/中度或重度偏瘫，早期去大脑强直。

5级：深昏迷，去大脑强直，濒死状态。

（三）证候诊断

1. 风火上扰、痰热腑实证

半身不遂，神志昏蒙，言语謇涩或不语，偏身感觉异常，口舌㖞斜，头痛头晕，面赤身热，烦躁甚或躁扰不宁，口苦咽干，大便不通，舌质红，苔黄，脉弦数或滑数。

2. 风痰上扰、痰瘀阻窍证

半身不遂，神志昏蒙，言语謇涩或不语。偏身感觉异常，口舌㖞斜，头痛头晕，面色晦暗或苍白，静卧不烦，大便不通，口淡不渴，舌质淡，苔白厚腻，脉细或滑。

3. 肾虚血瘀痰阻证

半身不遂，神志昏蒙，言语謇涩或不语，偏身感觉异常，口舌㖞斜，面色晦暗，头痛头昏，耳鸣失眠，大便无力，舌质淡暗，苔薄白或少苔，脉沉细。

二、治疗方法

（一）辨证论治

1. 风火上扰，痰热腑实

治法：清热平肝，化痰通腑，醒脑开窍，活血止血。

推荐方药：安脑通脉Ⅰ号。人工牛黄粉（冲）2 g，菖蒲10 g，郁金10 g，天麻15 g，羚羊角粉（冲）1 g，制首乌20 g，茯苓30 g，益母草

30 g，三七粉（冲）6 g，生大黄粉（冲）3 g，厚朴 10 g，胆南星 10 g。水煎服，每日 1 剂，口服或鼻饲。

中成药：安宫牛黄丸，每次 1 丸，口服或鼻饲，每 6～8 小时 1 次。

2. 风痰上扰，痰瘀阻窍

治法：息风化痰，破瘀通腑，醒脑开窍，活血止血。

推荐方药：安脑通脉Ⅱ号。天麻 15 g，天竺黄 15 g，茯苓 30 g，菖蒲 15 g，半夏 10 g，制首乌 20 g，益母草 30 g，三七粉（冲）6 g，大黄粉（冲）3 g，厚朴 10 g。水煎服，每日 1 剂，口服或鼻饲。

中成药：苏合香丸，鼻饲，每次 1 丸。每日 2～3 次。脑血康 1 粒，每日 3 次，口服。

3. 肾虚血瘀痰阻

治法：补肾活血化痰。

推荐方药：补肾活血化痰方加减。制首乌 20 g，山萸肉 15 g，山药 15 g，麦冬 15 g，石斛 15 g，五味子 5 g，茯苓 30 g，肉苁蓉 15 g，菖蒲 10 g，郁金 10 g，葛根 30 g，陈皮 10 g，益母草 30 g，三七粉（冲）3 g。水煎服，每日 1 剂，口服或鼻饲。

加减：①肝阳上亢者，加天麻 12 g，羚羊角粉 1 g（冲），生石决明 30 g；②大便秘结者，加大黄 5～15 g；③肢体拘挛、肌张力较高者，加木瓜 30 g，白芍 30 g；④心烦失眠、卧起不安者，加生龙骨 30 g，生牡蛎 30 g，珍珠母 30 g；⑤患肢功能恢复迟缓者，加制马钱子 1 g，麻黄 5～10 g；⑥血脂较高者，加决明子 30 g；⑦糖尿病者，加片姜黄 15 g，鬼箭羽 10 g；⑧吞咽障碍、饮水呛咳者，加僵蚕 30 g，白芥子 15 g，蝉蜕 30 g；⑨血压等病情平稳、血肿较规则者，及早加用当归 30 g，川芎 30 g。

中成药：脑血康 1 粒，每日 3 次，口服，以活血祛瘀。

（二）西药治疗

1. 安静卧床，保持呼吸道通畅，防治肺炎、大小便潴留及压疮，不少于 4 周。

2. 调控血压，血压最高不要超过 150/90 mmHg，多数用硫酸镁、硝酸甘油，但不要降得过低，以防脑供血不足。血压偏低时可用参麦注射液或生脉注射液。

3. 镇静镇痛，控制精神症状，可用奈福泮、地西泮、奋乃静等。

4. 抗抽搐，可用苯妥英钠、苯巴比妥、地西泮等。

5. 保护各主要脏器功能（心、肾、肺）。

6. 保证足够热量和水电解质平衡，控制血糖，纠正低血钠。

7. 药物治疗，包括①尼莫地平 30~60 mg，每日 3 次或 8~12 mg 静脉滴注，每日 1 次；②血凝酶 2 kU 或氨甲环酸 1 g，静脉滴注，每日 1 次（3~5 日）；③20% 甘露醇 125 mL 静脉滴注，每日 1~4 次，或复方甘油注射液、甘油果糖氯化钠注射液。并配合呋塞米 20~40 mg 静脉滴注，每日 1~4 次及白蛋白隔日 1 次；④七叶皂苷钠 20 mg 静脉滴注，每日 1 次；⑤西咪替丁 0.6 g 静脉滴注，每日 2 次。

（三）脑脊液引流及置换的方法及步骤

1. 患者侧卧于硬板床上，背部与床板垂直，头向前胸部屈曲，并屈膝，使其紧贴腹部，患者自己不能完成者，可由助手协助，以增宽脊椎间隙，便于进针。

2. 确定穿刺点，一般选两侧髂后上棘的连线与后正中线的交点（约为第 3~4 腰椎间隙），必要时可取第 4~5 或第 2~3 腰椎间隙。

3. 常规消毒皮肤，术者戴好口罩、手套，盖上洞巾，用胶布固定。然后用 1% 利多卡因自皮下至椎间韧带逐层麻醉。

4. 术者左手拇指及示指固定穿刺部位皮肤，右手持针、针尖垂直或稍指向头侧、用力均匀、缓缓刺入，当感到阻力突然降低时，示针尖已穿过硬脑膜，一般成年人进针 4~7 cm，儿童 2~3 cm，抽出针芯，可见脑脊液流出，否则插入针芯，轻轻转动针柄或稍微改变深度或方向，即可获得脑脊液，如穿刺针遇到脊椎骨的阻力，应拔针至皮下，并用干纱布擦拭针芯，重新插入，改变方向进针。

5. 颅压过低，可用注射器轻吸一下后可见脑脊液流出；若压力过高，则不宜放液，以免发生脑疝。

6. 若压力不高，需要行脑脊液置换，可让脑脊液缓慢滴入预先准备好的玻璃试管中，每次放液 5 mL，然后用空针抽等量生理盐水，再缓慢注入蛛网膜下腔，等待 2~3 分钟，再重复上述操作。一般可等量置换 30~50 mL，若颅压稍高，可在置换完毕后，再缓慢放出 5~10 mL 脑脊液，以降颅压。

7. 术毕，插入针芯，拔出穿刺针，局部按压 1~2 分钟，覆盖无菌纱布

第五章 临证经验

并用胶布固定，嘱患者去枕平卧 4~6 小时。

（四）动脉瘤介入和外科手术治疗

1. 对大部分破裂动脉瘤患者，血管内治疗或开颅手术应尽早进行，以降低动脉瘤性蛛网膜下腔出血（aneurysmal subarachnoid hemorrhage，aSAH）后再出血风险。

2. 建议由神经外科医师和神经介入医师共同讨论，制定治疗方案。

3. 对于同时适合血管内治疗和开颅手术的破裂动脉瘤患者，有条件者可首选血管内治疗。

4. 对于伴有脑内大量血肿（大于 50 mL）和大脑中动脉动脉瘤的患者可优先考虑开颅手术，而对于高龄患者（大于 70 岁）、aSAH 病情重（WFNS Ⅳ/Ⅴ级）、后循环动脉瘤或合并脑血管痉挛的患者可优先考虑血管内治疗。

（五）护理调摄要点

（1）饮食调理：低盐低脂饮食，宜食富含营养及粗纤维的食物。忌食辛辣刺激食品，忌食肥甘厚腻之品。戒烟忌酒，限制茶、咖啡等饮品。

（2）情志调护：重视情志调护，避免情志刺激。

（3）二便调护：注意观察大便性状，保持大便通畅，避免用力排便。

（4）精神调护：注意观察患者神的变化，如瞳神、神态、神智、情绪等。

第九节 痴呆（血管性痴呆）

一、诊断

（一）疾病诊断

1. 血管性痴呆

（1）临床很可能血管性痴呆

①痴呆符合 DSM-IV-R 的诊断标准，主要表现为认知功能明显下降，尤其是自身前后对比，记忆力下降，以及 2 个以上认知功能障碍，如定向、注意、言语、视空间功能、执行功能、运动控制等，其严重程度已干扰日常生

活,并经神经心理学测试证实。

②脑血管疾病的诊断:临床检查有局灶性神经系统症状和体征,如偏瘫、中枢性面瘫、感觉障碍、偏盲、言语障碍等,符合 CT、MRI 上相应病灶,可有/无卒中史。

影像学表现:多个腔隙性脑梗死或大梗死灶、重要功能部位的梗死(如丘脑、基底前脑)或广泛的脑室周围白质损害。

③痴呆和脑血管病密切相关,痴呆发生于卒中后 3 个月内,并持续 6 个月以上,或认知功能障碍突然加重,或波动,或呈阶梯样逐渐进展。

④支持血管性痴呆诊断:认知功能损害不均匀(斑块状损害);人格相对完整;病程波动,多次脑卒中史;可呈现步态障碍、假性延髓麻痹等体征;存在脑血管病的危险因素。

(2)可能为血管性痴呆

①符合上述痴呆的诊断标准。

②有脑血管病和局灶性神经系统体征。

③痴呆和脑血管病可能有关,但在时间和影像学方面证据不足。

(3)确诊血管性痴呆

临床诊断为很可能或可能的血管性痴呆,并由尸检或活检证实不含超过年龄相关的神经元纤维缠结和老年斑数,以及其他并行疾病组织学特性。

(4)排除性诊断(排除其他原因所致的痴呆)

①意识障碍。

②其他神经系统疾病所致的痴呆(如阿尔茨海默病等)。

③全身性疾病引起的痴呆。

④精神障碍(抑郁症等)。

注:当血管性痴呆合并其他原因所致的痴呆时,建议用并列诊断,而不用"混合性痴呆"的诊断。

2. 痴呆程度评定

采用临床痴呆评定表(clinical dementia rating,CDR)进行程度评定,按照 CDR 量表 = 1 分为轻度,CDR 量表 = 2 分为中度,CDR 量表 = 3 分为重度。

3. 血管源性认知障碍

参照 Rock-wood 诊断标准。

(1)患者有获得性认知障碍,根据病史推断比以前的认知水平有所下

第五章　临证经验

降并得到认知检查的证实。

（2）临床特点提示为血管源性病因，并至少要满足以下 2 项。

①急性起病。

②阶梯式恶化。

③波动性病程。

④有自动恢复期。

⑤起病或加重与卒中或低灌注有关（例如：心律失常，术中低血压）。

⑥局灶性神经系统症状。

⑦局灶性神经系统体征。

⑧认知功能检查正常，但个别项目受损。

（3）影像学检查提示为血管源性，包括：一处或多处皮质或皮质下卒中或出血；腔隙性梗死；白质缺血性改变。

（4）血管源性认知障碍（vascular cognitive impairment，VCI）可以单独出现，也可以与其他痴呆形式并存。

（5）VCI 可以符合或不符合 [基于阿尔茨海默病（Alzheimer disease，AD）] 痴呆诊断标准。混合性痴呆的典型表现是一名患者既有 AD 表现又有临床和（或）影像学缺血病灶表现。

（6）VCI 可以呈现以下影像模式的一种或几种的组合：多发性皮质性卒中；多发性皮质下卒中；单个关键部位卒中；脑室周围白质改变；未见病灶。

（7）认知损害的严重程度视疾病对患者功能的影响而定，必须个体化，反映与病前相比的变化程度。

①极轻度：患者接受治疗或通过设备辅助代偿认知损害，或认知损害使患者不能从事复杂的职业或精细的爱好。

②轻度：原来能完成的复杂的需要工具的自我照料活动（如开车、结账、打电话、服药）变得难以完成。

③中度：不能完成中等难度的自我照料活动，如洗澡、散步、做家务、做饭、购物或外出行走。

④重度：不能完成基本的自我照料活动，如上厕所、穿衣、进食、搬动物体、梳头。

如果患者符合以上条件，但未达到痴呆，则诊断为 V-CIND；如果患者符合以上条件，而且符合痴呆的诊断标准，则诊断为血管性痴呆（vascular dementia，VD）；如果患者病程提示 AD，但又有局灶性症状和体征，或影像学检查提示脑缺血，则诊断为 Mixed AD/VD；但如果有 AD 型痴呆的患者仅仅有血管性危险因素，则不能诊断为 Mixed AD/VD。

(二) 证候诊断

1. 肝肾阴虚，痰瘀阻络证

多忘善误，多疑寡断，神思不聚，言辞颠倒，神情呆滞，反应迟钝，忽哭忽笑，头晕昏沉或头晕目眩，耳鸣耳聋，腰膝酸软，肢体麻木，舌质暗红或有瘀点，苔腻或薄，脉细弦或细数。

2. 脾肾阳虚，痰瘀阻络证

神情呆滞，善忘迟钝，嗜卧懒动，头昏沉或头重如裹，面色苍白，气短乏力，肢体瘫软，夜尿频多，大便溏，舌体胖大，有齿痕，舌质暗红，苔腻或滑，脉沉。

3. 痰瘀化热，上扰清窍证

表情呆滞，心绪不宁，在外感、劳累等诱因下，原有智能障碍症状加重，伴见口干口臭，面红尿赤，大便干，舌质红或红绛，舌苔黄厚腻，脉弦滑。

4. 肾精亏虚，髓海不足证

记忆缺失，失认失算，神情呆滞，双目无神，齿枯发焦，倦怠嗜卧，步履蹒跚，举动不灵，生活难以自理，舌红，少苔，脉沉细。

二、治疗方案

(一) 辨证选择口服中药汤剂、中成药

1. 肝肾阴虚，痰瘀阻络证

治法：补益肝肾，化痰通络。

方药：知柏地黄丸合转呆定智汤加减。熟地黄 20 g，山茱萸 20 g，山药 15 g，制首乌 15 g，肉苁蓉 15 g，牡丹皮 15 g，知母 10 g，黄柏 10 g，荷叶 10 g，地龙 20 g，天麻 15 g，三七 10 g，灵芝 30 g。水煎服，每日 1 剂。

中成药：常选银杏叶片、华佗再造丸等。

2. 脾肾阳虚，痰瘀阻络证

治法：健脾益肾，化痰通络。

第五章 临证经验

方药：还少丹合归脾汤加减。熟地黄20 g，枸杞子20 g，山茱萸20 g，肉苁蓉15 g，巴戟天15 g，小茴香10 g，杜仲15 g，怀牛膝15 g，茯苓30 g，山药15 g，石菖蒲10 g，远志15 g，五味子5 g，人参15 g，黄芪30 g，灵芝30 g，大枣10枚。水煎服，每日1剂。

中成药：可选复方苁蓉益智胶囊、人参归脾丸等。

3. 痰瘀化热，上扰清窍证

治法：清热化痰，通络开窍。

方药：涤痰汤合黄连解毒汤加减。胆南星15 g，黄连10 g，制半夏15 g，竹茹15 g，黄芩10 g，石菖蒲10 g，枳实10 g，川芎15 g，栀子10 g，天麻15 g，三七粉6 g（冲服）。水煎服，每日1剂。

中成药：病情波动、加重时可静脉滴注醒脑静注射液、清开灵注射液、苦碟子注射液等中成药，也可口服牛黄清心丸、安脑丸、安宫牛黄丸、复方苁蓉益智胶囊等。

4. 肾精亏虚，痰瘀阻窍

治法：补肾填精，化痰活血。

方药：地黄饮子加减。熟地黄20 g，山茱萸15 g，山药15 g，茯苓30 g，石斛10 g，麦冬10 g，五味子5 g，肉苁蓉15 g，菖蒲10 g，远志10 g，当归30 g，川芎30 g，巴戟天15 g，灵芝30 g，三七10 g。水煎服，每日1剂。

中成药：可选用复方活脑舒胶囊、安神补脑液、银杏叶片等。

（二）针灸疗法

1. 治法

采用辨经刺井法、颞三针治疗。

2. 主穴

百会、四神聪、神庭、本神、颞三针、膻中、中脘、气海、血海、足三里、外关。

3. 配穴

少冲、隐白、厉兑、至阴、丰隆、大敦、绝骨等。

4. 取穴及操作方法

（1）取穴：颞三针，"颞三针"位于头颞部。其中第一针通过率谷穴及角孙穴，前者为足太阳、足少阳之会，后者为手足少阳之会；第二针通过手足少阳、阳明之会的悬厘穴及足太阳、足少阳之会的曲鬓穴；第三针位于天冲穴附近，该穴为足太阳、足少阳之交会穴。

（2）针刺操作：头穴，平刺，针刺得气以后以180～200次/分的频率捻转2分钟，第20分钟行针2次，共留针30分钟。

（3）疗程：每日1次，每周针刺5次。

（三）康复疗法

一旦患者被确诊为痴呆，在积极治疗的同时，应尽早全面进行康复训练，即认知功能训练与止痛功能训练，认知功能训练包括记忆训练、注意力和集中力训练、视觉障碍训练、语音功能训练、作业训练、睡眠训练等。

（四）推拿疗法

有神经损害局灶体征的患者，可选用不同推拿手法，同时让患者进行各种改善运动功能的锻炼。

第十节　风温（颅内炎症）

一、诊断

（一）疾病诊断

1. 中医诊断标准

参照中华中医药学会《中医内科常见病诊疗指南中医病证部分》（中国中医药出版社，2008年）。

参照暑温、湿温、风温等疾病证候进行诊断。

（1）头痛发热、咳嗽、口渴、微恶寒、无汗或汗出异常、舌边尖红、脉浮等邪在肺卫的表现。病情进一步发展可表现为神昏、烦躁等症状。

（2）头痛发热、身重倦怠、呕恶、尿黄赤少涩、胸痞闷等症状，病势缠绵，病程较长。

（3）壮热头痛呕吐、面赤项强、皮肤斑疹，或尿血便血，神昏抽搐，发病有明显季节性。

第五章 临证经验

2. 西医诊断标准

参照《神经病学》(王维治主编,人民卫生出版社,2006年)。

(1) 定位

①脑膜炎:病变在脑膜,主要表现为脑膜刺激征(+),如头痛、呕吐、颈部抵抗、布鲁津斯基征、克尼格征(+),一般没有脑实质损害,如昏迷、偏瘫、病理反射阳性。

②脑炎:病变在脑实质,表现为脑实质损害,如昏迷、抽搐、肢体瘫痪、失明、失语、大小便失禁、病理反射。

③脑膜脑炎:同时出现脑膜炎和脑炎体征。

(2) 疾病分类

①病毒性脑膜炎:由各种病毒感染引起的软脑膜弥漫性炎症的临床综合征,主要表现有发热、头痛、脑膜刺激征,是临床最常见的无菌性脑膜炎,85%~95%由肠道病毒引起。脑脊液检查淋巴细胞增多,达$(100\sim1000)\times10^6/L$,是一种自限性疾病,一般4~14日即愈,抗病毒治疗可缓解症状、缩短病程。

②病毒性脑炎

由虫媒感染:如乙脑,特别是7—9月发病,患者有初热期(毒血症期)3日;然后进入高热期(脑炎期),体温39℃以上有脑实质损害,如昏迷、抽搐、大小便失禁,并有脑膜刺激征、颅压高、脑脊液检查细胞数高、乙型脑炎抗体(+),如为阴性也不能排除;恢复期,体温逐渐正常,神志开始恢复。

呼吸道感染:单纯疱疹病毒性脑炎、带状疱疹脑炎、巨细胞病毒脑炎。单纯疱疹脑炎又称坏死性脑炎,相当于过去的散脑,可在任何季节发生,起病急,进展快,颅压高,可伴有精神症状。

肠道病毒感染:发病前可有腹泻病史。

③急性播散性脑脊髓炎:多见于儿童、青少年,由接种疫苗或出疹后发病,突然高热、昏迷、抽搐,大小便失禁,可出现失明、失语等后遗症。

④坏死性脑炎:一种是前述的单纯疱疹性病毒性脑炎,另一种是急性出血性坏死性白质脑病,后者可在几小时内造成死亡。

⑤流行性脑脊髓膜炎(流脑):多发生在1—3月,由脑膜炎双球菌传染,患者出现高热、颅压增高、脑膜刺激征,皮肤可见沃-弗综合征,脑脊液检查细胞数高,糖低,检菌可见革兰阳性菌(脑膜炎双球菌)。

⑥化脓性脑膜炎：有原发灶，发病急、时间短，在1~3日内即有头痛、呕吐，查脑脊液检查呈米汤样，细胞数上千，糖低，治疗很快好转。

⑦结核性脑膜炎：病程长，明显的颅内压增高征，脑膜刺激征和发热出现颅神经粘连征，脑脊液检查两高两低，蛋白高，细胞数高，糖低，氯化物低，检菌可查到抗酸杆菌，临床上一般很难查到，早期的结脑脑脊液检查可以正常或不典型，要早想到，早治疗，早用抗结核药，否则预后很差，要在Ⅰ期即应用。

Ⅰ期：无局灶性体征和意识障碍。

Ⅱ期：有局灶性体征。

Ⅲ期：意识障碍。

⑧隐球菌脑膜炎：三长——病程长、长期应用抗生素、长期应用激素，有难以控制的颅内压增高、消瘦、电解质紊乱、复视、脑脊液检查细胞数高、蛋白高、墨汁染色（＋）。

⑨感染性头痛：由于头部或其他某一部位脏器感染，其毒素作用使血管扩张引起头痛，一般发热，血压高，但没有脑膜刺激征和颅内压增高，病变在头皮血管。

⑩感染性脑病：由于受凉或感染引起，表情淡漠，反应迟钝或精神状态不佳、嗜睡，一般通过输液可治愈。

⑪感染中毒性脑病：由于身体某一部位感染加重，毒素引起毒血症并侵害了脑实质引起昏迷、抽搐、呕吐、失明、失语、瘫痪等，一般易留后遗症。

⑫毒性脑膜炎：由于身体某一部位的严重感染，以及毒血症、渗透压的关系，脑膜出现炎症反应，出现脑膜刺激征，头痛、呕吐、颈抵抗，克尼格征（＋）、布鲁津斯基征（＋）、脑脊液检查细胞数高的现象。

（三）证候诊断

1. 邪在肺卫证

头痛头胀，发热口渴，舌红，苔白，脉浮数。

2. 热入阳明证

壮热烦渴，面赤大汗或呕逆，心下痞满，大便不通，苔黄燥，脉洪数。

3. 热入营血证

身热烦躁、谵语、神昏、斑疹、舌绛、脉细数。

第五章 临证经验

4. 正虚邪恋、气津两伤证

头痛、发热或低热,气短乏力,脉虚数。

二、治疗方案

（一）辨证选择口服中药汤剂、中成药

可参考暑温、湿温、风温等进行治疗。

1. 邪在肺卫

治法：疏风清热。

方药：芎芷石膏汤加减。川芎 15 g，白芷 15 g，生石膏 30 g，菊花 15 g，金银花 20 g，连翘 15 g，黄芩 10 g，栀子 10 g。舌红少津加天花粉，便秘加大黄，水煎服，每日 1 剂。

中成药：苦碟子注射液 20～40 mL，血栓通 0.5 g，静脉滴注，或血塞通粉针剂。

饮食疗法：宜进食马齿苋、黄瓜、苦瓜等清热的食品。

2. 热入阳明

治法：清气泄热。

方药：白虎汤加减。生石膏 30 g，知母 15 g，甘草 5 g，粳米 10 g，双花 10 g，连翘 20 g，黄芩 10 g，黄连 10 g，瓜蒌 20 g，半夏 10 g。苔腻兼有湿邪者加苍术 15 g。

中成药：苦碟子注射液 20～40 mL，血栓通 0.5 g，静脉滴注，或血塞通粉针剂。

饮食疗法：宜进食西瓜、藕、苹果、柚子等清热的食品。

3. 热入营血

治法：清营泄热，凉血解毒。

方药：入营分者，清营汤加减。水牛角 10 g，生地黄 10 g，丹参 10 g，麦冬 10 g，竹叶 10 g，金银花 10 g，连翘 10 g，黄连 10 g。

入血分者，犀角地黄汤加减。水牛角 10 g，生地黄 10 g，牡丹皮 10 g，赤芍 10 g，配合口服安宫牛黄丸，每日 1 丸。

中成药：苦碟子注射液 20～40 mL，血栓通 0.5 g，静脉滴注，或血塞通粉针剂或天麻素静脉滴注。

153

饮食疗法：宜进食山楂、桃仁、白萝卜等行气活血的食品。

4. 正虚邪恋，气津两伤

治法：益气生津，兼清余热。

方药：竹叶石膏汤加减。竹叶 10 g，石膏 20 g，人参 15 g，半夏 10 g，麦冬 15 g，甘草 5 g，粳米 10 g。水煎服，每日 1 剂。

中成药：生脉注射液、参麦注射液 30~40 mL 加入生理盐水或 5% 葡萄糖注射液 250 mL 中静脉滴注，每日 1 次。

饮食疗法：宜进食山药、薏米、扁豆等健脾利湿的食品。

（二）内科基础治疗

1. 脱水降颅压药物。
2. 抗生素。
3. 病毒性脑炎用阿昔洛韦、更昔洛韦、膦甲酸钠等。
4. 免疫球蛋白 5~10 g/d。
5. 补充电解质，营养支持疗法。
6. 抗惊厥药物。

（三）护理调摄要点

1. 全身观察

注意精神、神志、呼吸、心率、心律、体温、血压等变化，观察舌苔、大小便等情况。

2. 情志护理

针对患者存在的紧张、忧虑、急躁等不良情志，因势利导，改善患者情绪，解除顾虑和烦恼，使其保持乐观愉快的情绪，积极配合治疗，增强患者战胜疾病的信心。

3. 饮食护理

宜清淡饮食或流质，多饮水，保证液体和营养充足。忌食饮酒，忌生冷、油腻、辛辣刺激性食物。饮食宜清淡，以营养丰富、易消化、易吸收的食物为主，多吃水果，少食多餐。

第五章 临证经验

第十一节 颤病（帕金森病）

一、诊断

（一）疾病诊断

1. 中医诊断

参考《中医内科学》（张伯礼主编，人民卫生出版社，2012年）。

（1）头部及肢体颤抖、摇动，不能自制，甚者颤动不止、四肢强急。

（2）常伴动作笨拙、活动减少、多汗流涎、语言缓慢不清、烦躁不寐、神志呆滞等症状。

（3）多发生于中老年人，一般呈隐袭起病，逐渐加重，不能自行缓解。部分患者发病与情志有关，或继发于脑部病变。

2. 西医诊断

参照中华医学会神经病学分会2016年发布的《中国帕金森病的诊断标准（2016版）》。

诊断的首要核心标准是明确帕金森综合征，其定义为：出现运动迟缓，并且至少存在静止性震颤或强直这两项主症中的一项。对所有核心主症的检查必须按照国际运动障碍学会统一帕金森病评估量表中所描述的方法进行。

（1）临床确诊帕金森病需要具备：①不符合绝对排除标准；②至少两条支持性标准；③没有警示征象。

（2）诊断很可能为帕金森病需要具备：①不符合绝对排除标准；②如果出现警示征象需要通过支持性标准来抵消。

如果出现1条警示征象，必须至少需要1条支持性标准抵消；如果出现2条警示征象，必须至少需要2条支持性标准抵消；如果出现2条以上警示征象，则诊断不能成立。

（二）证候诊断

1. 肝血亏虚、风阳内动证

肢体颤震，项背强直，活动减少，面色少华，步态不稳，头晕眼花，心烦不安，不寐多梦，四肢乏力，舌质淡，苔薄白或白腻，脉弦细。

2. 痰热交阻、风木内动证

头摇肢颤，神呆懒动，形体稍胖，头胸前倾，活动缓慢，胸脘痞闷，烦热口干，心中懊恼，头晕目眩，小便短赤，大便秘结，舌质红，舌苔黄或黄腻，脉弦滑数。

3. 血脉瘀滞、筋急风动证

头摇或肢体颤震日久，面色晦暗，肢体拘痉，活动受限，项背前倾，言语不利，步态慌张，皮脂外溢，发甲焦枯，舌质紫暗或夹瘀斑，舌苔薄白或白腻，脉弦涩。

4. 肝肾阴虚、虚风内动证

肢摇头颤，表情呆板，筋脉拘紧，动作笨拙，言语謇涩，失眠多梦，头晕耳鸣，腰酸腿软，小便频数，便秘盗汗，舌质红，舌体瘦小，少苔或无苔，脉细弦或细数。

二、治疗方法

（一）辨证论治

1. 肝血亏虚，风阳内动证

治法：养血柔肝，舒筋止颤。

（1）推荐方药：补肝汤合天麻钩藤饮加减。当归、白芍、川芎、熟地黄、酸枣仁、木瓜、天麻、钩藤、石决明、桑寄生、首乌藤等。或具有同类功效的中成药（包括中药注射剂）。

（2）针灸治疗

①体针：百会、四神聪、足三里、气海、合谷、血海。平补平泻法，留针30分钟，每日1次，10日为1个疗程，休息3~5日后进行下一疗程。

②耳针：肝、脾、胃、交感、皮质下。每次选取2~3个穴位，轻刺激，或用王不留行贴耳穴。

③艾灸：足三里、血海、肝俞、脾俞、三阴交。手持艾条对准穴位，每穴灸3~5分钟。每日1次，10日为1个疗程。

（3）中药泡洗技术：选用养血柔肝、舒筋止颤中药加减，煎煮后，洗按足部，每日1次，每次15~30分钟，水温宜在37~40℃，浸泡几分钟后，再逐渐加水至踝关节以上，水温不宜过高，以免烫伤皮肤。

第五章 临证经验

2. 痰热交阻，风木内动证

治法：清热化痰，息风定颤。

（1）推荐方药：摧肝丸加减。胆南星、僵蚕、竹沥、黄连、天麻、钩藤、薏苡仁、川牛膝、葛根、生甘草等，或具有同类功效的中成药（包括中药注射剂）。

（2）针灸治疗

①体针：百会、四神聪、风池、丰隆、阴陵泉、中脘、阳陵泉。采用平补平泻法，留针30分钟，每日1次，10日为1个疗程。

②耳针：交感、皮质下、胃、心、脾、三焦。每次选取2~3个穴位，轻刺激，或用王不留行贴耳穴。

③艾灸：中脘、阴陵泉、阳陵泉。每穴灸3~5分钟。每日1次，10日为1个疗程。

（3）中药泡洗技术：选用清热化痰、息风定颤中药加减，煎煮后，洗按足部，每日1次，每次15~30分钟，水温宜在37~40 ℃。

3. 血脉瘀滞，筋急风动证

治法：活血化瘀，柔肝通络。

（1）推荐方药：血府逐瘀汤加减。赤芍、川芎、桃仁、红花、生地黄、当归、白芍、柴胡、枳壳、木瓜、鸡血藤、女贞子、枸杞子、全蝎等，或具有同类功效的中成药（包括中药注射剂）。

（2）针灸治疗

①体针：合谷、曲池、少海、血海、青灵、内关。采用平补平泻法，留针30分钟，每日1次，10日为1个疗程。

②耳针：肝、脾、肾、交感、皮质下、三焦。每次选取2~3个穴位，轻刺激，或用王不留行贴耳穴。每天按4~6次，以有酸胀感为度。

③艾灸：肝俞、脾俞、肾俞、膈俞。每穴灸3~5分钟。每日1次，10日为1个疗程。

（3）中药泡洗技术：选用活血化瘀，柔肝通络中药加减，煎煮后，洗按足部，每日1次，每次15~30分钟，水温宜在37~40 ℃。

4. 肝肾阴虚，虚风内动证

治法：滋补肝肾，育阴息风。

（1）推荐方药：归芍地黄丸加减。当归、白芍、枸杞子、山萸肉、葛根、熟地黄、地龙、天麻、肉苁蓉、黄精、龟板等，或具有同类功效的中成药（包括中药注射剂）。

（2）针灸治疗

①体针：三阴交、复溜、太溪、肝俞、肾俞。采用平补平泻法，留针30分钟，每日1次，10日为1个疗程。

②耳针：皮质下、交感、肝、肾、心。每次选取2~3个穴位，轻刺激，或用王不留行贴耳穴。

③艾灸：三阴交、气海、关元、肝俞、肾俞。每穴灸3~5分钟。每日1次，10日为1个疗程。

（3）中药泡洗技术：根据患者证候特点选用滋补肝肾，育阴息风中药加减，煎煮后，洗按足部，每日1次，每次15~30分钟，水温宜在37~40℃。

（二）其他中医特色疗法

以下中医医疗技术适用于所有证型。

1. 头针

舞蹈震颤控制区、运动区、足运感区。取患侧对侧穴位，头针选用1.5~2寸毫针，进针时针身与头皮呈30°，在帽状腱膜下将针身进到2/3后快速平稳捻针，使局部产生热、麻、重压感，每隔5~10分钟行针1次或配合电针，留针30~40分钟，10次为1个疗程。

2. 太极拳

每日清晨及晚餐前练习太极拳，每次40分钟，15日为1个疗程。可改善患者的平衡性和步态稳定性。

3. 推拿治疗

按揉头面百会、印堂、太阳穴等穴各2分钟。捏拿上肢曲池、手三里、外关、合谷等穴，从肩部到腕部，反复5~10遍。用拳背点按腰部脊柱旁脾俞、肝俞、肾俞穴各1分钟。动作轻柔和缓，每日1次，10日为1个疗程。

（三）运动康复

参考《神经康复学（第2版）》（倪朝民主编，人民卫生出版社，2013年）。根据患者的具体病情采用松弛训练、平衡训练、步态训练等方法。

第五章 临证经验

（四）西药治疗

根据2014年《中国帕金森病治疗指南（第三版）》规范应用抗胆碱能药、金刚烷胺、复方左旋多巴制剂、多巴胺受体激动剂、单胺氧化酶B抑制剂、儿茶酚-氧位-甲基转移酶抑制剂。同时积极控制精神异常、感染、运动并发症（症状波动和异动症）等。

（五）护理调摄要点

1. 饮食调理

忌食辛辣刺激食品，忌食肥甘厚腻之品，忌烟酒。多吃新鲜蔬菜、水果，多食瓜子、杏仁、芝麻等，多饮绿茶。复方左旋多巴制剂应在进餐前1小时服用，进餐时缓慢进食，防止吸入性肺炎。

2. 预防跌伤

平衡差者需有专人护理，防止跌伤。

3. 预防感染

加强口腔护理，翻身叩背，以预防坠积性肺炎、压疮的发生。

4. 情志调理

保持心情舒畅，鼓励患者积极面对疾病，配合治疗。

第十二节 郁病（抑郁症）

一、诊断

（一）疾病诊断

1. 中医诊断标准

参照《中医内科学》（王永炎、鲁兆麟主编，人民卫生出版社，第2版，2011年）。

郁病是由于情志不舒，气机郁滞，脏腑功能失调所引起的一类病证。临床表现主要为心情抑郁，情绪不宁，胸胁胀痛，或易怒喜哭，或咽中如物梗阻，不寐等。以情志内伤为主要因素，病机发展以气郁为先，进而变生他证。

2. 西医诊断标准

参照《ICD-10 精神与行为障碍分类》（世界卫生组织编，人民卫生出版社，1993 年）。

（1）F32 抑郁发作

①抑郁发作须持续至少 2 周。

②在患者既往生活中，不存在符合轻躁狂或躁狂标准的轻躁狂或躁狂症状。

③须除外的常见情况：此种发作不是精神活性物质使用或任何器质性精神障碍所致。

（2）F32.0 轻度抑郁发作

①符合 F32 抑郁发作的一般标准。

②至少具有下述 3 条症状中的 2 条：抑郁心境，对个体来讲肯定异常，存在于一天中大多数时间里，且几乎每天如此，基本不受环境影响，持续至少 2 周；对平日感兴趣的活动丧失兴趣或愉快感；精力不足或过度疲劳。

③附加下述症状，共计至少 4 项：自信心丧失或自卑；无理由的过分自责或过分和不恰当的罪恶感；反复出现死的想法，或任何一种自杀行为；主诉或有证据表明存在思维或注意力降低，例如犹豫不决或踌躇；精神运动型活动改变，表现为激越或迟滞（主观感受或客观证据均可）；任何类型的睡眠障碍；食欲改变（减少或增加），伴有相应的体重变化。

（3）F32.1 中度抑郁发作

①符合 F32 抑郁发作的一般标准。

②至少具有 F32.0②中 3 个症状中的 2 个。

③F32.0③中附加症状，共计至少 6 个症状。

（4）F32.2 与 F32.3 重度抑郁发作

①符合 F32 抑郁发作的一般标准。

②具有 F32.0②中 3 个症状中的 3 个。

③F32.0③中附加症状，共计至少 8 个症状。

（二）证候诊断

1. 肝经郁热、痰火扰心证

烦躁，失眠易惊，腹胀、胸胁胀满，头晕耳鸣，头胀，口苦，咽有异物感，恶心，小便短赤，舌质红，舌苔黄腻，脉弦数或滑数。

2. 肝郁脾虚证

精神抑郁，胸胁胀满，多疑善虑，喜太息，纳呆，消瘦，稍事活动便觉倦怠，脘痞嗳气，大便时溏时干，或咽中不适，舌苔薄白，脉弦细或弦滑。

3. 肝郁气滞证

精神抑郁，胸胁作胀或脘痞，面色晦暗，嗳气频作，善太息，夜寐不安，月经不调，舌质淡，苔薄白，脉弦。

4. 心脾两虚证

善思多虑不解，胸闷心悸，神疲，健忘，面色萎黄，头晕，神疲倦怠，易自汗，纳谷不化，便溏，舌质淡苔白，脉细。

5. 肾虚肝郁证

情绪低落，烦躁，兼兴趣索然，神思不聚，善忘，忧愁善感，胁肋胀痛，时有太息，腰酸背痛，性欲低下，脉沉细弱或沉弦。

二、治疗方法

（一）辨证选择口服中药汤剂、中成药

1. 肝经郁热，痰火扰心证

治法：疏肝解郁，化痰镇惊。

（1）推荐方药：柴胡加龙骨牡蛎汤加减。柴胡15 g，半夏10 g，黄芩10 g，人参15 g，茯苓30 g，桂枝10 g，大黄10 g，生龙骨30 g，牡蛎30 g，炒麦芽30 g，炙甘草5 g。水煎服，每日1剂。

（2）针刺治疗：太冲、期门、内关、膻中。腹胀便秘者加中脘、天枢，失眠者加神门、三阴交。针用补泻兼施法，偏阳虚者加灸志室、命门，每日1次，每次留针30分钟，10次为1个疗程。

（3）五行音乐疗法：角调式乐曲，曲调亲切爽朗，有疏肝之功，可清热疏肝，祛湿解郁。每日治疗1次，每次30分钟，共治疗20次。

2. 肝郁脾虚证

治法：疏肝健脾，化痰散结。

（1）推荐方药：逍遥散合半夏厚朴汤。柴胡10 g，当归15 g，白芍15 g，紫苏叶10 g，法半夏10 g，厚朴10 g，茯苓15 g，生姜5 g，炙甘草

5 g。水煎服，每日 1 剂。

（2）针刺治疗：期门、太冲、丰隆、脾俞、足三里、天突等。胸胁痞闷者加内关，腹胀、便溏者加上巨虚、天枢。针用补泻兼施法，每日 1 次，每次留针 30 分钟，10 次为 1 个疗程。

（3）五行音乐疗法：角调式乐曲，有疏肝之功；配合宫调式乐曲，可入脾，以健脾气，助运化，两者合用以达到疏肝健脾、理气化痰之功。每日治疗 1 次，每次 30 分钟，共治疗 20 次。

3. 肝郁气滞证

治法：疏肝和胃，理气解郁。

（1）推荐方药：柴胡疏肝散加减。柴胡 10 g，白芍 15 g，香附 10 g，枳壳 10 g，当归 30 g，陈皮 10 g，绿萼梅 10 g，百合 15 g，合欢花 15 g，徐长卿 10 g，佛手 10 g，川芎 15 g，甘草 5 g。水煎服，每日 1 剂。

（2）针刺治疗：百会、印堂、神门、内关、太冲、大陵、肝俞、期门等。针刺用泻法，肝俞用平补平泻法，每日 1 次，每次留针 30 分钟，10 次为 1 个疗程。

（3）五行音乐疗法：角调式乐曲构成了大地回春、万物萌生、生机盎然的旋律，曲调亲切爽朗，具有"木"之特性，可入肝疏肝；若患者有实证表现，亦可选用徵调而泄肝。每日治疗 1 次，每次 30 分钟，共治疗 20 次。

4. 心脾两虚证

治法：健脾养心，补益气血。

（1）推荐方药：归脾汤加减。党参 30 g，茯苓 15 g，白术 15 g，黄芪 30 g，当归 30 g，远志 15 g，郁金 10 g，酸枣仁 30 g，木香 10 g，龙眼肉 15 g，大枣 3 枚，甘草 5 g。水煎服，每日 1 剂。

（2）针刺治疗：神门、心俞、脾俞、三阴交、足三里、中脘、章门等。兼郁闷不舒者加内关、太冲。针用补法，加灸心俞、脾俞、足三里，每日 1 次，每次留针 30 分钟，10 次为 1 个疗程。

（3）五行音乐疗法：宫调式乐曲，风格悠扬沉静，淳厚庄重，有如"土"般宽厚结实，可入脾以健脾养血；徵调式乐曲，可入心以养心。每日治疗 1 次，每次 30 分钟，共治疗 20 次结束。

5. 肾虚肝郁证

治法：益肾调气，解郁安神。

第五章 临证经验

（1）推荐方药：颐脑解郁方加减。北刺五加 15 g，五味子 5 g，郁金 10 g，合欢皮 15 g，柴胡 10 g，栀子 10 g，白芍 15 g，甘草 5 g。

辨证选择中成药：逍遥丸、逍遥颗粒、解郁丸、舒肝解郁胶囊、乌灵胶囊等。

（2）针刺治疗：太冲、期门、内关、膻中、关元、肾俞等。偏阳虚者加志室、命门以温肾助阳、引火归原，偏阴虚者加三阴交、太溪以滋补肾阴、培精固本，腰膝酸软者加腰阳关。针用补泻兼施法，偏阳虚者加灸志室、命门，每日 1 次，每次留针 30 分钟，10 次为 1 个疗程。

（二）其他中医特色疗法

以下中医医疗技术适用于所有证型。

1. 穴位刺激调控法

凡是由社会心理因素诱发的郁病（抑郁发作）均可用穴位刺激调控法治疗。方法：采用低频穴位刺激仪，刺激频率为 40～50 Hz，将导电黏胶贴片贴于双侧内关穴或劳宫穴，刺激强度的设定以患者能耐受的强度为宜。开始进行穴位刺激后，采用认知行为疗法，包括让患者回忆第一次患郁病时的经历，回忆重大的精神刺激或所经历的生活事件，快速减轻患者因各种生活事件所带来的压力，改变患者由错误认知所带来的负面情绪，使郁病得以较快缓解。

2. 穴位贴敷

选穴：神阙、足三里（双侧）、中脘、天枢（双侧）。

用药：肉桂、吴茱萸、当归、五味子、蜂蜜适量。

操作步骤：将各药物打粉装瓶备用，使用时按 0.5∶1∶1∶1 比例混合，平铺切成 1 cm×1 cm×0.2 cm 大小的药块，每次使用时取一小块粘于胶布，用干净棉签擦干净穴位皮肤表面，贴于穴位上。

3. 电针

百会与印堂、神庭与四神聪组成两组处方，交替使用。在针刺的穴位上接 G6805-1 型电针治疗仪，输出波形为连续波，频率为 80～100 次/分，强度以患者能耐受为宜，每次通电 30 分钟。每日 1 次，每周 6 次，3 周为 1 个疗程。

4. 耳针

取穴：心、肝、脾、肾、内分泌、交感、神门等。

根据患者的具体症状，将王不留行压于耳穴，用胶布固定，嘱患者定时按压，每日3次，每次3~5分钟。能疏通气血、安神定志。

5. 温灸

将艾条点燃靠近双侧足三里，以温热为度。能温补脾胃、温通经络。可配合多功能艾灸仪进行治疗。

6. 理疗

患者情绪紧张时可使用脑波治疗仪进行辅助治疗，从而使患者缓解压力、消除紧张、减轻焦虑和抑郁情绪、消除疲劳，以提高患者的思维能力及社会适应能力。

7. 静坐疗法

焦虑症状较明显、杂念较多者，可采用静坐疗法治疗。

8. 中医系统心理疗法

存在错误的认知、童年经历心理创伤的，可采用中医系统心理疗法。

9. 饮食疗法

肝郁气滞证宜选用疏肝理气和中之品，如鸡蛋、橘皮、绿茶等；肝郁脾虚证宜选用疏肝解郁、健脾和胃之品，如术芍猪肚汤；心脾两虚证宜选用滋阴养血、安神宁心之品，如百合、龙眼肉等；肾虚肝郁证宜选用滋肾益脾、通络解郁之品，如杜仲黄精烧猪腰；肝经郁热、痰火扰心证宜选用疏肝解郁、镇静安神之品，如陈皮、酸枣仁、百合。

（三）西药治疗

符合郁病（抑郁发作）中、重度者，可在使用中药的同时，应用5-HT再摄取抑制剂，或5-HT及NE再摄取抑制剂，或NaSSAs类，或三环类抗抑郁药等药物治疗。

（四）无抽搐电休克治疗

对中药、西药治疗效果均不佳、出现自杀或自伤行为者，可采用电抽搐治疗。

（五）护理调摄要点

1. 常规护理

仔细观察患者的表情及行为。

2. 心理护理

鼓励患者倾诉内心的苦闷与烦恼,通过宣泄来排除不良情绪的困扰。

第十三节　不寐(失眠症)

一、诊断

(一) 疾病诊断

1. 中医诊断标准

参照中华中医药学会发布的《中医内科常见病诊疗指南中医病证部分》(中国中医药出版社,2008年)。

入睡困难,或睡而易醒,醒后不能再睡,重则彻夜难眠,连续 4 周以上,常伴有多梦、心烦、头昏、头痛、心悸、健忘、神疲乏力等症状;无妨碍睡眠的其他器质性病变和诱因。

2. 西医诊断标准

参照《ICD-10 精神与行为障碍分类》(人民卫生出版社,1993年)。主诉是入睡困难,或是难以维持睡眠,或是睡眠质量差。

(1) 这种睡眠紊乱每周至少发生 3 次并持续 1 个月以上。

(2) 日夜专注于睡眠,过分担心失眠的后果。

(3) 睡眠质和(或)量的不满引起了明显的苦恼或影响了社会及职业功能。

(二) 证候诊断

1. 肝郁气滞、心神不安

心烦失眠,噩梦,躁扰不宁,胸胁胀满,易惊恐,咽喉有异物感,小便短赤,舌红苔黄,脉弦数。

2. 肝郁化火

突发失眠,性情急躁易怒,不易入睡或睡后多梦惊醒,胸胁胀满,善太息,口苦咽干,头晕头胀,目赤耳鸣,溲赤便秘,舌红苔黄,脉弦数。

3. 痰热扰心

失眠时噩梦纷纭,易惊易醒,头目昏沉,脘腹痞闷,口苦心烦,口黏多痰，舌质红、苔黄腻，脉滑数。

4. 瘀血内阻

失眠日久，躁扰不宁，夜多惊梦，夜不能寐，夜寐不安，面色暗或有色斑，胸痛、头痛日久不愈，痛如针刺而有定处，口唇紫暗，舌质暗红、有瘀点，脉涩或弦紧。

5. 心脾两虚

不易入睡，睡而不实，多眠易醒，醒后难以入睡，心悸健忘，神疲乏力，四肢倦怠，纳谷不香，面色萎黄，口淡无味，腹胀便溏，舌淡苔白，脉细弱。

6. 心肾不交

夜难入寐，心中烦乱，头晕耳鸣，潮热盗汗，男子梦遗阳痿，女子月经不调，健忘，口舌生疮，大便干结，舌尖红、少苔，脉细。

7. 阴虚火旺

心烦失眠，入睡困难，手足心热，盗汗，口渴咽干，或口舌生疮，舌红少苔，脉细数。

8. 肾虚血瘀

失眠日久，伴有健忘，头痛头晕，耳鸣，腰膝酸软，小便频数，舌质暗、苔白，脉沉细。

9. 心胆气虚证

心悸胆怯，不易入睡，寐后易惊，遇事善惊，气短倦怠，自汗乏力，舌质淡、苔白，脉弦细。

二、治疗方法

（一）辨证选择口服中药汤药、中成药

1. 肝郁气滞，心神不宁

治法：疏肝理气，镇静安神。

方药：柴胡加龙骨牡蛎汤加减。柴胡15 g，半夏10 g，黄芩10 g，人参10 g，茯苓30 g，桂枝10 g，大黄10 g，龙骨30 g，牡蛎30 g，珍珠母30 g，厚朴15 g，枳壳10 g。水煎服，每日1剂。

2. 肝郁化火

治法：疏肝泻火。

方药：丹栀逍遥散加减。牡丹皮10 g，栀子15 g，当归10 g，柴胡10 g，白芍10 g，茯苓15 g，炙甘草5 g，龙骨30 g，牡蛎30 g。水煎服，每日1剂。

3. 痰热扰心

治法：清热化痰。

方药：黄连温胆汤加减。黄连10 g，陈皮10 g，半夏10 g，枳实10 g，竹茹10 g，茯苓15 g，远志10 g，栀子10 g。水煎服，每日1剂。

中成药：牛黄清心丸，每次1丸，每日2次。

4. 瘀血内阻

治法：活血化瘀。

方药：血府逐瘀汤加减。当归15 g，生地黄10 g，桃仁10 g，红花10 g，川芎10 g，柴胡10 g，桔梗10 g，牛膝10 g，枳实10 g，牡丹皮10 g，香附10 g。水煎服，每日1剂。

中成药：血府逐瘀口服液1支，每日2次。

5. 心脾两虚

治法：补益心脾。

方药：归脾汤加减。人参15 g，白术15 g，黄芪30 g，当归10 g，茯苓30 g，木香10 g，远志10 g，龙眼肉15 g，酸枣仁30 g，合欢皮30 g，甘草5 g。水煎服，每日1剂。

中成药：归脾丸或人参归脾丸，每次1丸，每日2次。

6. 心肾不交

治法：交通心肾。

方药：六味地黄丸合交泰丸加减。黄连10 g，肉桂6 g，生地黄10 g，熟地黄15 g，山萸肉15 g，山药15 g，茯苓15 g，泽泻10 g，牡丹皮10 g。水煎服，每日1剂。

中成药：六味地黄丸，每次1丸，每日2次。

7. 阴虚火旺

治法：滋阴降火。

方药：黄连阿胶汤加减。黄连10 g，黄芩10 g，生地黄15 g，白芍20 g，阿胶15 g（烊化），鸡子黄1枚。水煎服，每日1剂。

中成药：朱砂安神丸，每次1丸，每日2次，知柏地黄丸，每次1丸，每日2次。

8. 肾虚血瘀

治法：补肾活血安神。

方药：五子饮加减。枸杞子20 g，菟丝子30 g，女贞子20 g，桑椹子30 g，五味子10 g，酸枣仁30 g，首乌20 g，龙骨30 g，牡蛎30 g，黄精15 g，熟地黄15 g，当归10 g，川芎10 g，赤芍10 g，牛膝15 g。水煎服，每日1剂。

9. 心胆气虚证

治法：益气镇惊。

方药：安神定志丸合酸枣仁汤加减。人参10 g，龙齿30 g，茯神15 g，石菖蒲10 g，远志10 g，川芎10 g，合欢皮30 g，知母10 g，首乌藤30 g，酸枣仁30 g。水煎服，每日1剂。

（二）针灸疗法

1. 体针

主穴：神门、内关、百会、四神聪。肝郁化火者，加太冲、行间、风池；痰热扰心者，加太冲、丰隆；瘀血内阻者，加肝俞、膈俞、血海；心脾两虚者，加心俞、脾俞、三阴交；心肾不交者，加太溪、心俞、肾俞；阴虚火旺者，加太溪、太冲。

操作：平补平泻法。

2. 耳穴疗法

取穴：神门、心、脾、肾、皮质下，配穴交感、内分泌，随证加减。

操作：先用耳穴探测棒在耳穴上寻找阳性点，用75%医用乙醇消毒耳郭后，将粘有王不留行籽的胶布对准选定的穴位贴紧并加压，使患者有酸麻胀痛或发热感，嘱患者每日按压2~3次，每次每穴30秒，上述治疗隔日进行1次，两耳交替。

3. 其他疗法

可选用滚针疗法、热敏灸疗法、穴位埋线、浅针疗等进行治疗。

（1）滚针疗法：滚针刺激背部足太阳经脉循行的第一、第二线及督脉。背部足太阳膀胱经第一线从肺俞至肾俞，由上而下；第二线从大杼至志室，由上而下；督脉从命门至大椎，由下而上。偏实证型，治疗开始时即可用力

第五章 临证经验

稍重；偏虚证型，开始时可用力稍轻；滚动 15~20 分钟。注意事项：伴有恶性、消耗性疾病，或背部治疗部位皮肤溃疡或疮疡的患者不适用。

（2）热敏灸疗法：热敏穴位以头面部、腰背部及小腿内侧为高发区，多出现在百会、至阳、心俞、脾俞、胆俞、三阴交等区域。每次选取上述 2~3 组穴位。每次治疗以灸至感传消失为度，每天 1~2 次，10 次为 1 个疗程。疗程间休息 2~5 日，共 2~3 个疗程。

（3）穴位埋线：取心俞、内关、神门、足三里、三阴交、肝俞、脾俞、肾俞、安眠穴。每次取 3~5 个穴位。将"00"号羊肠线 1.5 cm 装入 9 号一次性埋线针中，按基本操作方法埋入选定穴位。半个月埋线 1 次，1 个月为 1 个疗程。

（4）浅针疗法：取印堂、太渊（双侧）、太溪（双侧）、大陵（双侧），用补法。兼有外感或胃肠紊乱者，加合谷（双侧）、足三里（双侧），用泻法；兼喘咳者，加期门（双侧）、足三里（双侧）、列缺（双侧），用补法；兼虚烦、惊悸者，加气海、三阴交（双侧），用补法；兼胁痛、易怒者，加章门（双侧）、气冲（双侧），用泻法。每日 1 次，10 次为 1 个疗程，疗程间隔 1 星期。

（三）穴位贴敷

吴茱萸 6 g，黄连 2 g。研末，用陈醋调成膏状，贴敷于足心涌泉穴上并包扎固定，每晚 1 次，晨起取下。

（四）足浴

黄连 10 g，肉桂 3 g，丹参 10 g。加水煎取 1000 mL，用 40 ℃的水泡脚，或用市面上销售的足浴粉泡脚，每次 15~30 min，每晚 1 次，10 次为 1 个疗程。

（五）头部推拿疗法

1. 用双手拇指桡侧缘交替推印堂至神庭 30 次。
2. 用双手拇指螺纹面分推攒竹至太阳穴 30 次。
3. 用拇指螺纹面按摩百会、角孙、四神聪，各 30~50 次。
4. 用拇指螺纹面按太阳穴前后，各转 15 次。
5. 轻轻拿捏风池穴 10 次。
6. 由前向后用五指拿头顶，至后头改为三指拿，顺势从上向下拿捏项肌 3~5 次，用双手大鱼际从前额正中线抹向两侧，在太阳穴处按揉 3~5

次，再推向耳后并顺势向下颈部，做3遍。

（六）认知疗法

用认知理论改变患者对失眠认识的偏差，指出不正确的、不良的认知方式，分析其不现实和不合逻辑的方面，用较现实的或较强适应能力的认知方式取而代之，以消除或纠正其适应不良的情绪和行为。如对睡眠的认识和期望、对做梦的认识、对症状与失眠关系的认识等。

（七）行为疗法

1. 刺激控制法

仅在有睡意时上床，上床后（15~20分钟）仍然睡不着，应下床做些轻松的活动，直到有睡意时再上床。除了睡觉不要把床作为他用，无论夜间睡了多长时间，每天早晨要按时起床。

2. 睡眠限制法

减少或限制无效睡眠时间。按照患者每晚的实际睡眠时间规定卧床时间，如果每天晚上睡眠时间是4个小时，那规定卧床时间4.5~5个小时，以提高睡眠的效率，如果连续5日的睡眠效率均达到90%，可将卧床时间增加15分钟。

3. 反意向控制法

适合入睡困难的患者。目的是消除可能影响入睡的操纵性焦虑。上床后，努力保持清醒而不睡去。可以关掉卧室的灯，并尽可能地在睁开眼睛过程中，不做任何影响睡眠的事情，例如听音乐、看电视或看报纸。

（八）导引疗法

1. 三线放松法

第一条线：由头顶百会穴→面部→前颈部→胸部→腹部→两大腿前面→两小腿前面→两脚的脚背和脚趾。

第二条线：头顶百会穴→后枕部→后颈部→背部→腰部→臀部→两大腿后面→两小腿后面→两脚跟及脚心涌泉穴。

第三条线：头顶百会穴→两侧颞部→两侧颈部→两肩→两上臂→两前臂→两手，然后意守两手心劳宫穴片刻，再重复做。

2. 分段放松法

头部放松→颈部放松→肩与上肢放松→胸背放松→腹腰放松→大腿放松→小腿放松→足放松。一般反复做3～5遍即可。

3. 局部加强放松法

在整体放松后，通过意念的调节有侧重地放松身体的某一局部。例如，过于紧张、疼痛的部位或某一穴位，可在此局部或穴位加强放松数分钟，乃至半个小时。

4. 默念词句放松法

即通过默念词句来帮助放松。通过默念良好的词句，不但可以帮助排除杂念，放松入静，而且这些词句对大脑皮质还是一种良性刺激，通过第二信号系统，对患者能起很好的心理治疗作用。默念的词句可根据具体情况有针对性地选择，如有高血压或兴奋占优势的神经症患者，易焦虑紧张，可以默念"松、静"或"松静好"等。默念词句一般与呼吸配合，如吸气时默念"静"，呼气时默念"松"，同时意念向下放松。

（九）音乐疗法

失眠患者可以选择我国传统的乐曲、古典音乐和轻音乐。听音乐的时间不宜太长，一般在30～60分钟，可选用一组在情调、节奏、旋律等方面和谐的多支乐曲或歌曲。音量不宜过大，应在45～70 dB。每日睡前1次，每次治疗30～60分钟。

三、西药治疗

1. 苯二氮䓬类

短效：佐匹克隆，睡前服1片，起效快，适合入睡困难者。

中效：阿普唑仑0.4～0.8 mg，睡前服，有一定改善情绪的作用，适合失眠伴有轻度焦虑的患者。

长效：氯硝西泮1～2 mg qn，有镇静、抗癫痫、抗惊厥作用，适合失眠较重的患者。

2. 抗抑郁、抗焦虑药物

长期失眠患者伴有不同程度的抑郁、焦虑，可酌情应用抗抑郁药，如多塞平、帕罗西丁等。

第六章 效方集锦

1. 验案一

患者姓名：李某；性别：女；出生日期：1969年6月；就诊日期：2018年1月9日初诊；发病节气：冬至。

主诉：头晕1年余。

现病史：1年来因情志不节、忧思恼怒后出现头晕头胀、视物昏花，活动后头晕加重，曾口服"谷维素、阿司匹林、镇脑宁"等药物效果不明显，并伴有腰痛，足麻，耳鸣，双目干涩，迎风流泪，纳差，眠少，大小便尚可。舌红少苔，脉沉紧。

既往史：既往有高血压病史6年，间断服药"尼莫地平"降压，平素血压控制不详。

过敏史：否认有药物及食物过敏史。

体格检查：血压150/80 mmHg，四肢肌力、肌张力正常，无病理反射。

辅助检查：颅脑MRI示多发性髓质脱髓鞘。心电图示窦性心律，正常心电图。血脂、血糖正常。

中医诊断：眩晕。

证候诊断：阴虚阳亢，痰瘀阻窍证。

西医诊断：脑动脉供血不足。

治法：滋阴潜阳，活血化痰。

处方：枸杞子15 g，菊花10 g，熟地黄20 g，山茱肉12 g，山药12 g，茯苓9 g，牡丹皮10 g，泽泻10 g，葛根30 g，菖蒲10 g，郁金10 g，川芎15 g，当归20 g，全蝎10 g。5剂，水煎服，每日1剂。

2018年1月14日二诊：患者头晕、腰痛症状减轻，仍头胀，动则汗出，耳鸣，肢麻，迎风流泪，纳眠仍不佳，舌红，苔少，脉弦细。

原方加鸡血藤30 g，知母10 g，菊花10 g，薄荷12 g，炒麦芽30 g，天冬30 g，原方减全蝎。继服5剂，水煎服，每日1剂。

2018年1月19日三诊：诸症减轻，仍轻度耳鸣，汗出，舌红，苔少，

第六章 效方集锦

脉细。原方加黄精 20 g，蝉蜕 30 g，通草 10 g，原方减郁金 10 g。继服 7 剂，水煎服，每日 1 剂。

2018 年 1 月 26 日四诊：耳鸣、汗出减轻，饮食可，舌红，苔薄白，脉细。原方未做改动，继续服用 7 剂，并嘱口服中药汤剂结束后，口服杞菊地黄丸 1 个月以善后。

按语：眩晕证多以内伤为主，有虚实之分，有"上盛下虚"之说。上盛者为痰涎风火所致，是标实之证；下虚者是气血阴阳虚损，为本虚之因。其病变脏腑以肝、脾、肾为主，三脏之中又以肝肾为首要。肝为风木之脏，体阴用阳，主动易升。有"诸风掉眩，皆属于肝"之说。可因抑郁恼怒太过伤肝，气郁化火劫伤肝阴，使阴不潜阳，风阳上扰头目以致眩晕。或因肾精不足，脑髓空虚，"髓海不足，则脑转耳鸣，胫酸眩冒"（《灵枢·海论》）。且"肝肾同源"，精血互生，若阴精亏损，不能养肝涵木，阴不维阳，阳亢上扰，动则生风，而发眩晕。故治疗上，应滋阴潜阳，活血化痰，基本方以杞菊地黄汤加减。耳鸣、汗出等症状可随证加减而取得临床疗效。

2. 验案二

患者姓名：林某；性别：男；出生日期：1973 年 11 月；就诊日期：2018 年 1 月 12 日初诊；发病节气：冬至。

主诉：头阵发性胀痛半年。

现病史：半年前无明显诱因出现阵发性头痛，头痛部位不定，以巅顶部为著，头痛时自觉头部有发热感，平素唇干但不喜饮，喜欢偏凉食物，胃脘部无不适感。纳尚可，眠差，舌体大，舌质暗，舌苔白腻，脉弦。

既往史：既往体健，否认有近期外感病史。

过敏史：否认有药物及食物过敏史。

体格检查：血压 130/80 mmHg，颈软，四肢肌力、肌张力正常。

辅助检查：颅脑 CT 示未见异常。

中医诊断：头痛。

证候诊断：肝郁化热，风火上扰证。

西医诊断：紧张性头痛。

治法：清肝泻热、疏风止痛。

处方：生决明 30 g，黄芩 15 g，栀子 12 g，龙胆草 10 g，白蒺藜 20 g，川芎 15 g，荆芥 10 g，防风 10 g，蔓荆子 10 g，细辛 3 g，白芷 10 g，薄荷 10 g，菊花 10 g，当归 15 g，葛根 30 g，地龙 12 g，僵蚕 12 g。5 剂，水煎

服，每日 1 剂。

2018 年 1 月 17 日二诊：患者头痛减轻，仍有头部烘热感，睡眠仍不佳，舌红，苔白腻，脉弦数。原方加煅龙骨 30 g，煅牡蛎 30 g，牛膝 10 g，石膏 12 g，蜈蚣 2 条，原方减细辛 3 g，白芷 10 g，葛根 30 g。继服 5 剂，水煎服，每日 1 剂。

2018 年 1 月 22 日三诊：诸症减轻，自觉夜间睡眠较前大有好转，舌红，苔白，脉细。原方继服 5 剂以巩固疗效。

按语：紧张性头痛是比偏头痛更为多见的一种常见病。起病多在 30 岁前后。临床表现多为钝痛、胀痛、压迫麻木或束带样紧箍感，涉及双颞侧、枕、额、顶或全头部。呈轻、中度发作性或持续性，不因体力活动而加重，病程数小时、数日至数年不等。疼痛部位的肌肉可有触痛或压痛，有时出现头发牵拉性痛，头颈、肩背部肌肉有僵硬感，转颈时尤为明显。多数患者伴有焦虑、抑郁、失眠等症状。

紧张性头痛一般属于内伤头痛范畴。内伤之原因颇多，如精神紧张，劳神过度，睡眠不足，劳作、坐卧姿势不当损伤筋脉、肌肉等，是临床常见病因。紧张型头痛发病与心神过劳、形劳不当关系最为密切。其病位在心、肝，损在气血筋脉。紧张性头痛虽虚实皆有，但以"实"为主，以"郁"为核心。临证应重视形神兼病的病机特点。"肝为万病之贼"，紧张性头痛发病与肝经郁火上扰有着密切的关系，故临证中要加疏风止痛的药物。病久多夹痰、夹瘀，"头为诸阳之首"，巅顶系至高之处，为风所扰。加虫类祛风之品，直达病所，取得较为满意的临床疗效。

3. 验案三

患者姓名：孟某；性别：女；出生日期：1956 年 2 月；就诊日期：2018 年 2 月 6 日初诊；发病节气：立春。

主诉：面部不自主抽动 3 个月。

现病史：半年前受凉后出现口眼㖞斜，就诊于当地医院，诊断为"面瘫病"，予相应药物治疗，患者口眼㖞斜等症状好转，但出现面部不自主抽动。多方求治不见缓解。现症见：心烦失眠，口干口渴，五心烦热，纳尚可，眠差，大便干，小便可，舌质红，苔白，脉弦。

既往史：有 2 型糖尿病病史 10 年余，目前应用胰岛素控制血糖，血糖控制良好。

过敏史：否认有药物及食物过敏史。

第六章 效方集锦

体格检查：血压 130/80 mmHg，四肢肌力、肌张力正常，双侧面部针刺感觉对称。

辅助检查：颅脑 MRI 示基底节多发点状缺血灶。

中医诊断：风病。

证候诊断：阴虚风动证。

西医诊断：面肌痉挛。

治法：养阴柔肝，息风止痉。

处方：白芍 30 g，炙甘草 15 g，当归 15 g，枸杞子 15 g，墨旱莲 20 g，天麻 15 g，牛膝 12 g，阿胶 9 g（烊化），酸枣仁 30 g，玄参 15 g。7 剂，水煎服，每日 1 剂。

2018 年 2 月 13 日二诊：患者面部抽动减轻，仍口干口渴，腰膝酸软，大便干。原方加生地黄 10 g，麦冬 30 g，天冬 30 g。继服 7 剂，水煎服，每日 1 剂。

2018 年 2 月 20 日三诊：患者面部抽动明显减轻，口干口渴减轻，大便恢复正常。效不更方，原方继服 10 剂善后。

按语：面肌痉挛中医无此病名，属于《黄帝内经》所说的"微风"。《素问·调经论》曰："肌肉蠕动，命曰微风。"《圣济总录·肌肉瞤动》也有类似论述："论曰肌肉瞤动，命曰微风。盖邪搏分肉，卫气不通，阳气内鼓，故肌肉瞤动。然风之入脉，善行数变，亦为口眼瞤动偏㖞之病也。"

其病机主要是由于素体阴亏或体弱气虚引起阴虚、血少、筋脉失养或风寒上扰于面部而致，病位在面部阳经，与肝、脾、肾、胆、胃等脏腑相关，病性或虚或实。

此患者"心烦失眠，口干口渴，五心烦热"，为一派阴虚火旺之象。阴虚原因大致考虑以下两点，一为病久加之外感之邪郁而化热，耗伤气血；二为他医乱投清热泻火之中药，而耗伤气血阴液。

肝藏血，主筋。肝血不足，虚风内动，筋脉失养，故见面部肌肉抽动。治疗总以养肝息风止痉为主。治疗上予经方芍药甘草汤加减以养阴柔肝，息风止痉。方药配伍：芍药与甘草，属于相使配伍，甘草助芍药补血化气，芍药助甘草益气生血；芍药之酸，甘草之甘，酸甘化阴，柔筋缓急。

4. 验案四

患者姓名：刘某；性别：女；出生日期：1949 年 11 月；就诊日期：2018 年 2 月 13 日初诊；发病节气：立春。

主诉：言语不清，饮水呛咳3个月。

现病史：患者3个月前无明显诱因出现饮水呛咳、吞咽障碍，就诊于当地医院，行颅脑MRI检查诊断为脑梗死，并给予静脉滴注及口服药物治疗。患者病情好转后出院。出院后自觉症状不缓解，为求进一步诊治来我院门诊就诊。现症见：饮水呛咳，吞咽困难，乏力体倦，腰膝酸软，动则汗出，精神倦怠，纳差，眠尚安，小便可，大便稍干，舌质红，苔薄白，脉沉细。

既往史：有高血压病史20年余，目前应用"苯磺酸氨氯地平"控制血压，血压控制在130/80 mmHg左右。

过敏史：否认有药物及食物过敏史。

体格检查：血压130/80 mmHg，咽反射弱，四肢肌张力正常，双上肢肌力5级，双下肢肌力5⁻级。

辅助检查：颅脑MRI示脑干梗死。

中医诊断：中风病（中经络）。

证候诊断：肾虚血瘀痰阻证。

西医诊断：脑梗死。

治法：补肾活血化痰。

处方：制首乌20 g，山萸肉15 g，山药15 g，麦冬15 g，石斛10 g，五味子5 g，肉苁蓉15 g，茯苓20 g，石菖蒲10 g，郁金10 g，葛根30 g，当归30 g，川芎30 g，全蝎10 g，天麻10 g，蝉蜕30 g，白芥子10 g，僵蚕15 g。10剂，水煎服，每日1剂。

2018年2月23日二诊：患者饮水呛咳减轻，仍腰膝酸软，周身无力，动则汗出。原方加黄芪30 g。继服10剂，水煎服，每日1剂。

2018年3月6日三诊：患者诸症减轻，仍自诉有轻度乏力感。效不更方，原方黄芪加至45 g，以加强益气之力，继服10剂善后。

按语：中医学无"卒中后吞咽障碍"病名，根据其主要临床表现应属"中风"范畴，与"喑痱"相类似。多数医家认为卒中后吞咽障碍的主要病机与中风病的病机一致，以肾虚为本。

中风病多发于年迈之人。老年人精血渐衰，脏腑功能日趋衰弱，无力推动血行，血行迟缓，聚而为瘀，阻于脉络；或因阴虚阳亢，气血逆乱，上冲于脑，脑络受损，血溢于外，离经之血便为瘀血，瘀血阻窍，发为卒中。其症在咽，病位在脑，其本在肾。病机为肾阴亏虚、痰瘀阻窍。肾阴亏虚致风、火、痰、瘀阻滞经络，上扰神明，阻闭咽关舌窍。病性属本虚标实，以肾阴亏虚为本，瘀血与痰涎互结为标。故当标本兼治，不可偏执，治以补肾养阴、活血化痰、通利咽喉。补肾养阴不仅可以调整脏腑功能状态，还可使气旺血和、血脉通畅、瘀去新生、气化复常、痰浊得消、清窍复聪。补肾可使脑髓得充，从而气旺血生，加强活血化瘀之功；补肾还可进一步增强气化功能，使痰阻得化。在具体应用时应遵张介宾所言："善补阳者，必于阴中求阳，则阳得阴助而生化无穷；善补阴者，必于阳中求阴，则阴得阳生而泉源不竭。"津血同源，痰瘀同病，活血化瘀有利于化痰，痰浊得化易使瘀祛络通，从而肾络通畅，不仅有利于脑髓的培补，也有利于肢体功能的恢复。

肾虚痰瘀内生。肾气亏虚，元气不足，五脏六腑气化乏源，则气虚无力行血而致瘀，正如《医林改错》云："元气既虚，必不能达于血管，血管无气，必停留而瘀。"肾精又能化血，若肾精不足，则精不能化血而血少，血脉不充，血行迟缓亦可致瘀。《景岳全书·胁肋》亦有论述："凡人之气血，犹源泉也，盛则流畅，少则壅滞，故气血不虚则不滞，虚则无有不滞者。"

肾为水脏主气化，肾虚则气化失职，聚湿生痰。《医贯》云："要之痰从何处来？痰者水也，其原出于肾。"加之年高脾失健运，也易聚湿为痰，痰浊一旦生成，或留着一处，或伴随血行，均可阻滞脑脉，损络溢血。少阴之脉循喉咙，挟舌本，肾虚则精气不能上承，则咽喉失于濡养，加之痰浊上犯，堵塞窍道，从而出现吞咽困难、言语不利。

肾虚血瘀痰阻是卒中后吞咽障碍发病的重要病机。肾虚为本，血瘀痰阻为标，补肾活血化痰是治疗卒中后吞咽障碍的重要治法。

5. 验案五

患者姓名：彭某；性别：男；出生日期：1946年9月；就诊日期：2018年3月6日初诊；发病节气：惊蛰。

主诉：进行性反应迟钝、记忆力下降3年。

现病史：患者3年前无明显诱因出现反应迟钝，记忆力下降，表情淡漠，行动迟缓。遂就诊于当地医院，行颅脑相应检查诊断为脑梗死，予相应治疗，病情稳定后出院，出院后坚持服用"阿司匹林、胞磷胆碱"等药物，患者症状仍呈波动性加重。曾多方就诊，效果不佳，故来诊。现症见：反应迟钝，表情淡漠，记忆力减退，言语含混，词不达意，行走拖曳，乏力体倦，腰膝酸软，纳差，眠差，小便频数，大便干，舌质红，苔薄白，脉沉细。

既往史：有冠心病病史20多年，目前应用"单硝酸异山梨酯、阿司匹林、辛伐他汀"等药物治疗。

过敏史：否认有药物及食物过敏史。

体格检查：血压 150/80 mmHg，言语含混，表情淡漠，查体欠配合，定向力尚可，理解力、计算力差，四肢肌张力稍高，四肢肌力 5 级，双侧巴宾斯基征（+）。

辅助检查：颅脑 MRI 示多发性缺血梗死灶。

中医诊断：呆病。

证候诊断：肾精亏虚，痰瘀阻窍证。

西医诊断：血管性痴呆。

治法：补肾填精，化痰活血。

处方：熟地黄 20 g，山茱萸 15 g，山药 15 g，茯苓 30 g，石斛 10 g，麦冬 10 g，五味子 5 g，肉苁蓉 15 g，菖蒲 10 g，远志 10 g，当归 30 g，川芎 30 g，巴戟天 15 g，灵芝 30 g，三七 10 g，赤芍 20 g，龟板胶 15 g，丹参 20 g，益智仁 20 g，肉桂 9 g。15 剂，水煎服，每日 1 剂。

2018 年 3 月 21 日二诊：患者反应迟钝好转，言语较前清楚，自诉口干，轻度头胀，舌质红，苔薄白而干，脉沉细。原方加天冬 30 g，灵芝加至 45 g，以加强益气养阴之力。继服 15 剂，水煎服，每日 1 剂。

2018 年 4 月 5 日三诊：患者诸症减轻，自觉烦躁，口中黏腻。舌质红，苔黄腻，脉滑。原方加胆南星 10 g，竹茹 15 g，以清热化痰开窍，嘱患者以原方制膏方以调理善后。

按语：呆证多由脑减髓消或痰瘀痹阻脑络、神机失用而引起，以影响生活和社交能力为主要临床表现的一种脑功能减退性疾病。轻者可见表情淡漠，反应迟钝；重者终日不语，或闭门独居，不欲饮食等。本病多发于老年人，多为虚实夹杂。虚者可因脑髓空虚、气血不足，致神机失用；实者可由痰、瘀、火引起。痴呆病位在脑，与心、肝、脾、肾四脏相关，尤以肾虚为要。

西医学中的老年性痴呆、脑血管性痴呆等，均属于本病范畴。特征是大脑多种高级皮层功能紊乱，涉及记忆、思维、定向、理解、计算、判断、言语和学习能力等多方面。

肾为封藏之本，内寓元阴元阳，肾虚虽有阴虚、阳虚之别，但阴阳互根，久病常易相互累及，即"阳损及阴，阴损及阳"，转而变为阴阳两虚，为肾病虚损的常见证候，在治疗上须滋阴与扶阳兼顾，既可促进生化之机，

第六章 效方集锦

又可避免互伤之弊。滋阴之品，其性多柔润滋腻，常影响脾胃的运化，导致胀满腹泻；扶肾阳之品，其性多辛温燥热，易伤阴液。故古人制方，于补肾阴药中加助阳之品，如地黄饮子。原方用以治下元虚衰，虚阳上浮，痰浊随之上泛，堵塞窍道所致之喑痱，具有滋肾阴、补肾阳、开窍化痰之功。方中以熟地黄、山茱萸滋补肾阴，肉苁蓉、巴戟天温肾壮阳，肉桂引火归原、摄纳浮阳，麦冬、石斛、五味子滋阴敛液，使阴阳相配，菖蒲、远志交通心肾、开窍化痰。全方温补下元，摄纳浮阳，开窍化痰，宣通心气，使水火相济，痰浊得除，则喑痱可愈。脑为髓海，肾主骨生髓，肾中阴阳化合为髓，对于脑及脊髓病变，如老年痴呆、脑萎缩、脊髓空洞症、蛛网膜炎等辨证属肾阴阳两虚、精髓不足者，以地黄饮子壮阳滋阴、填精益肾，往往收效满意。

6. 验案六

患者姓名：贾某；性别：女；出生日期：1999 年 10 月；就诊日期：2018 年 3 月 9 日初诊；发病节气：惊蛰。

主诉：烦躁失眠 2 个多月。

现病史：患者近 2 个月来因学业压力，焦虑不安，心神不宁，夜间睡眠差，多梦，白天上课时无法集中精力，学习成绩下降，遂成恶性循环，烦躁不安，口舌生疮，五心烦热。服用西药"阿普唑仑、劳拉西泮"等药物，次日头部昏沉不适，为求中医治疗，遂来诊。现症见：失眠烦躁，时有面部烘热，手足心热，盗汗，口舌生疮，咽干，纳差，眠差，小便频数，大便可，舌红，少苔，脉细数。

既往史：体健。

过敏史：否认有药物及食物过敏史。

体格检查：血压 110/80 mmHg，无明显阳性体征。

辅助检查：心电图未见异常（今日查于本院）。

中医诊断：不寐。

证候诊断：阴虚火旺证。

西医诊断：失眠。

治法：滋阴降火。

处方：黄连 10 g，黄芩 10 g，生地黄 15 g，白芍 20 g，阿胶 15 g（烊化），鸡子黄 1 枚，龙骨 15 g（先煎），牡蛎 15 g（先煎），当归 15 g，酸枣仁 30 g，女贞子 15 g，墨旱莲 15 g。7 剂，水煎服，每日 1 剂。

2018年3月16日二诊：患者睡眠较前好转，仍五心烦热，舌质红，苔薄白，脉细。原方加牡丹皮10 g，以清虚火，继服10剂，水煎服，每日1剂。

2018年3月26日三诊：患者诸症减轻，睡眠好转，饮食可，学习精力较前明显增加。舌质红，苔薄白，脉细。原方继服10剂，嘱口服中药汤剂结束后以天王补心丹调理善后。

按语：张树泉教授教导"总体把握，病证结合"。要胸有全局，通盘分析。辨证时首分虚实。神赖人身正气之奉养，凡能影响正气奉养心神的诸多因素，都可造成神的功能失常而出现不寐。这些因素可概括为虚、实两大类。虚者，正气亏虚，无力奉养而不寐；实者，邪扰心神而神不安，不得寐。治疗大法为虚者补之，实者泻之。

此患者因学业压力致郁而化火，阴虚火旺，虚火内灼，而出现面部烘热，手足心热，盗汗，口舌生疮，咽干。正如《伤寒论》第303条曰："少阴病，得之二三日以上，心中烦，不得卧，黄连阿胶汤主之。"方中黄连、黄芩以泻心火；阿胶、鸡子黄以养心血；芍药以滋阴养血。阴血得充，虚火得降、心神得安，睡眠自能如常。

7. 验案七

患者姓名：向某；性别：男；出生日期：1952年11月；就诊日期：2018年4月3日初诊；发病节气：春分。

主诉：头昏沉不适半年余。

现病史：患者半年前因劳逸失调，出现头晕、头昏沉，乏力体倦，腰膝酸软，反复就诊于多家医院门诊。行颅脑MRI示多发性脑梗死，颈部血管彩超示双侧颈内动脉可见低回声斑块。口服"通脉胶囊、阿司匹林肠溶片"等药物治疗，患者症状不见缓解，故来诊。现症见：头昏头沉，精神萎靡，容易疲劳，乏力体倦，腰膝酸软，纳眠尚可，小便可，大便可，舌质红，苔薄白，脉沉细。

既往史：有2型糖尿病病史10余年，平素以胰岛素控制血糖，血糖控制尚可。

过敏史：否认有药物及食物过敏史。

体格检查：血压130/90 mmHg，记忆力减退，四肢肌力、肌张力正常。

辅助检查：颅脑MRI示多发性脑梗死，颈部血管彩超示双侧颈内动脉可见低回声斑块。

第六章 效方集锦

中医诊断：中风先兆。

证候诊断：肾虚血瘀痰阻证。

西医诊断：慢性脑动脉供血不足。

治法：补肾活血化痰。

处方：制首乌20 g，酒萸肉15 g，山药10 g，麦冬10 g，当归30 g，川芎30 g，茯苓20 g，肉苁蓉15 g，菖蒲10 g，郁金10 g，葛根30 g，益母草30 g，黄芪30 g，太子参15 g，白术15 g，三七6 g，龟甲20 g，三棱15 g，莪术15 g，全蝎10 g，海藻30 g，昆布30 g。10剂，水煎服，每日1剂。

2018年4月12日二诊：患者服用药物后头昏沉等症状减轻，仍乏力，易疲劳，舌质红，苔薄白，脉沉细。原方加仙鹤草30 g以益气补血，扶正补虚。继服10剂，水煎服，每日1剂。

2018年4月22日三诊：患者头昏沉不适基本消失，原方做膏方以巩固疗效。

按语：临床上存在大量长期头晕、头胀的患者，多诊断为慢性脑动脉供血不足，从发病机制来讲仍属中医中风先兆病。久病多虚，其本为肾气亏虚，其标为痰瘀阻窍。此患者伴随症状为精神萎靡，容易疲劳，乏力体倦，腰膝酸软，为一派肾虚之象。故治疗上用地黄饮子加减以补肾活血化痰。此患者的辅助检查颈部血管彩超示双侧颈内动脉可见低回声斑块。张树泉教授时常教导学生一定要把传统中医病机与现代病理结合，传统中药功效与现代药理结合。患者肾虚导致痰浊、瘀血内生，两者不仅是病理产物，在病情的进一步发展中还起着推动病情发展的作用。而粥样斑块可以理解为痰瘀互结导致的病理产物，故治疗上加三棱、莪术、海藻、昆布以软坚散结，加当归、川芎、全蝎以活血化瘀。斑块不稳定可理解为瘀毒内盛，可酌情加用山慈菇等药物。此中药可以制膏方口服，一可以避免中药汤剂对胃肠道的刺激，二可以达到缓慢持久发挥作用的目的。

8. 验案八

患者姓名：孙某；性别：男；出生日期：1942年3月；就诊日期：2018年4月10日初诊；发病节气：春分。

主诉：发作性言语不利1个月。

现病史：患者近1个月来无明显诱因出现发作性言语不利，每次发作持续2~3分钟，每日发作5~6次，伴有急躁易怒，口苦，恶心，胸胁胀满，耳鸣耳闷。曾于外院住院治疗10余天，口服"阿司匹林肠溶片"等药物。

近1周来患者发作次数减少,但仍2~3日发作1次,故来诊。现症见:发作性言语不利,急躁易怒,口苦,恶心,胸胁胀满,耳鸣、耳闷,纳尚可,眠差,小便可,大便可,舌红苔薄白,脉细弦。

既往史:体健。

过敏史:否认有药物及食物过敏史。

体格检查:血压110/80 mmHg,无明显阳性体征。

辅助检查:心电图未见异常。颅脑CT示多发性腔隙性脑梗死。

中医诊断:中风先兆。

证候诊断:气机失调,痰瘀阻窍证。

西医诊断:短暂性脑缺血发作。

治法:调畅气机,活血化痰。

处方:柴胡15 g,黄芩15 g,半夏15 g,人参10 g,茯苓30 g,桂枝10 g,白术20 g,炙甘草5 g,菖蒲10 g,郁金10 g,当归30 g,川芎30 g,天麻20 g,枳壳10 g。5剂,水煎服,每日1剂。

2018年4月15日二诊:患者服用药物后言语不利仍发作1次,烦躁耳鸣等症状减轻,舌质红,苔薄白,脉弦。原方加全蝎10 g以活血通络。继服7剂,水煎服,每日1剂。

2018年4月22日三诊:患者诸症减轻,言语不利未再发作。原方继服7剂,以巩固疗效。

按语:中风先兆多是在内伤积损的基础上,复因劳逸失度、情志不遂、饮食不节等因素诱发,引起脏腑气血功能失调,血随气逆,内风旋动,夹痰夹火,痰瘀互结,横窜经脉,蒙蔽神窍,从而发生猝然昏仆、喎僻不遂诸症。其主要的发病学基础是脏腑虚损,气血紊乱,痰瘀内蕴。气机紊乱是中风先兆的主要病机。调畅气机是运用具有疏畅气机作用的药物来治疗脏腑经络气机紊乱的一种治法。脏腑经络运行失常,应"疏其血气,令其条达,而致和平"。调畅气机之法又可分行气、理气、益气三法,行气可使滞气得以运行,理气可使逆乱之气得以条达疏畅,益气则使缓行之气得以快速流动进而使经络通畅,三者各司其职,相得益彰。正如张介宾所云:"凡人之气血,犹源泉也,盛则流畅,少则壅滞,故气血不虚则不滞,虚则无有不滞者。"气为血之帅,血为气之母,气行则血行,气滞则血瘀,在气与血的关系中,气始终处于主导地位。故治疗上,应先调气。

第六章 效方集锦

9. 验案九

患者姓名：赵某；性别：男；出生日期：1955 年 10 月；就诊日期：2018 年 5 月 4 日初诊；发病节气：谷雨。

主诉：耳鸣耳闷 3 个月。

现病史：患者 3 个月前因感冒后出现耳鸣耳闷，听力下降，耳鸣入夜加重，伴头晕胸闷，心烦心慌，口苦咽干，时汗出，且心烦易躁，左胁及后背不舒，凡劳倦或情志不畅时作痛。曾就诊于多家医院，静脉滴注"血栓通、长春西汀"等药物，效果不佳，故于今日来诊。现症见：耳鸣耳闷，表情抑郁，心烦易躁，左胁及后背不舒，纳差，眠差，小便色黄，大便干。舌质红，苔薄黄，脉弦。

既往史：2 型糖尿病病史 10 年，以"胰岛素、二甲双胍"控制血糖，血糖控制良好。有脑梗死病史 3 年，常服"阿司匹林肠溶片"等药物维持治疗。

过敏史：否认有药物及食物过敏史。

体格检查：血压 130/90 mmHg，颈软，四肢肌力、肌张力正常。

辅助检查：颅脑 MRI 示多发性脑软化灶。

中医诊断：耳鸣。

证候诊断：肝郁化火证。

西医诊断：神经性耳鸣。

治法：和解少阳，内清郁火。

处方：柴胡 15 g，黄芩 12 g，党参 12 g，半夏 9 g，郁金 12 g，川楝子 6 g，延胡索 15 g，茵陈 15 g，茯苓 15 g，葛根 30 g，蝉蜕 30 g，磁石 20 g，杏仁 10 g，生甘草 5 g。7 剂，水煎服，每日 1 剂。

2018 年 5 月 11 日二诊：患者服用药物后耳鸣耳闷减轻，仍偶有心烦，舌质红，苔薄黄，脉弦。原方加葛根至 60 g 以活血通络，加龙胆草 12 g 以清肝泄热。继服 10 剂，水煎服，每日 1 剂。

2018 年 5 月 21 日三诊：患者耳鸣耳闷不适基本消失，原方继服 10 剂以善后。

按语："有汗不解，非风则湿"。患者感冒后虽无明显余邪留滞之象，但从其时冒热汗出则可知必有风或湿流连未尽，因机体在动态变化中，时时平调阴阳，若有余邪束表，当体内阳气蓄积至盛时，驱邪外出，势必冒热而汗出。外邪未尽，营卫不和，肺气困郁而耳闭。《景岳全书·耳证》有云：

183

"邪闭者，因风寒外感乱其营卫而然，解其邪而闭自开也。"不仅指明耳闭之因，还点出治闭之法。胁下为少阳经脉所过之处，邪结少阳经脉，则胁下不舒或隐痛，脉弦、心烦、耳鸣皆为少阳胆火为患。《黄帝内经》曰："一阳独啸，少阳厥也。"治宜和解少阳、内清郁火，方选小柴胡汤，小柴胡汤有和解少阳枢机之功，能调达上下、宣通内外、清泻胆火，加茯苓、杏仁、茵陈利膈化湿。葛根甘、辛，性凉，归脾、胃经，轻扬升散，取其升阳之力以利祛邪开窍，现代研究表明葛根黄酮有扩张脑及内耳血管的作用，能改善内耳循环，促进耳聋的治愈。

10. 验案十

患者姓名：蔡某；性别：女；出生日期：1961年7月；就诊日期：2018年7月13日初诊；发病节气：夏至。

主诉：失眠多梦1个月。

现病史：患者近1个月来，因情志不节，出现心绪不宁，失眠多梦，心烦口苦，潮热盗汗，周身乏力。就诊于多家医院，诊断为"焦虑抑郁状态"。口服"劳拉西泮、米氮平"等药物效果不佳，故来诊。现症见：失眠多梦，潮热盗汗，心烦口苦，心绪不宁，舌质红，苔少，脉弦细。

既往史：体健。

过敏史：否认有药物及食物过敏史。

体格检查：血压130/90 mmHg，记忆力及四肢肌力大致正常。

辅助检查：颅脑CT未见明显异常。

中医诊断：不寐。

证候诊断：肝血不足，阴虚火旺证。

西医诊断：失眠。

治法：补血养肝，滋阴泻火。

处方：黄连10 g，阿胶10 g（烊化），酸枣仁30 g，远志20 g，川芎10 g，知母15 g，茯苓15 g，生地黄15 g，白芍20 g，炙甘草5 g。7剂，水煎服，每日1剂。

2018年7月20日二诊：患者服用药物后睡眠较前好转，仍自觉乏力汗出，舌质淡，苔薄白，脉细。原方加酸枣仁至45 g以养血安神，并加太子参15 g以益气养阴。继服7剂，水煎服，每日1剂。

2018年7月27日三诊：患者睡眠明显好转，周身较前有力，自觉轻微头晕不适感。原方茯苓加至30 g。继服10剂以善后。

第六章 效方集锦

按语：本方是以黄连阿胶汤为基础，又合酸枣仁汤而成。酸枣仁，味甘酸、性平，可补肝血，养心宁神。川芎为血中气药，可达肝气，畅气机。与酸枣仁相配，一补肝血，二畅肝气，正合肝藏血主疏泄，体阴而用阳之妙。知母微甘、微苦，微寒，清上焦经中之火而除心烦；质地柔润，又有滋阴之妙。又因心经有实火，故用黄连泻火。二诊时，加太子参补益气阴，因心经有实火，火与元气不两立，故加之。酸枣仁炒用，安神作用好，但若患者心烦重，舌红甚至鲜红，脉数，此为虚火重。张树泉教授时常重用生酸枣仁90 g，以加强补肝血、清虚火、安心神之力，临床效果满意。

11. 验案十一

患者姓名：徐某；性别：男；出生日期：1964 年 12 月；就诊日期：2018 年 11 月 10 日初诊；发病节气：立冬。

主诉：四肢乏力、感觉减退半年，加重 1 个月余。

现病史：患者于 2018 年 5 月 11 日经肌电图、脑脊液等检查确诊为急性炎症性脱髓鞘性多发性神经病，现患者自述头晕，全身乏力较前逐渐加重 1 个月余，尤以四肢乏力明显，四肢末端麻木，肌肉萎缩，少气懒言，面色萎黄。纳差，眠可，二便正常。舌质紫暗，苔白腻，脉细弱。

过敏史：否认有药物及食物过敏史。

体格检查：血压 130/80 mmHg，上肢肌力 5 级，下肢肌力 3⁻级，腱反射对称性减弱，病理征阴性。

辅助检查：肌电图示四肢周围神经损害（以下肢运动神经脱髓鞘损害为主）。

中医诊断：痿病。

证候诊断：脾胃虚弱证。

西医诊断：急性炎症性脱髓鞘性多发性神经病。

治法：健脾益气，温阳活血。

处方：黄芪 30 g，人参 10 g，白术 15 g，当归 30 g，陈皮 10 g，升麻 10 g，柴胡 10 g，桂枝 10 g，附子 10 g，麻黄 10 g，细辛 5 g，茯苓 30 g，菖蒲 10 g，郁金 10 g，葛根 30 g，炙甘草 10 g，三七粉 5 g，制马钱子 0.25 g。14 剂，水煎服，每日 1 剂。

2018 年 12 月 15 日二诊：患者自述症状有所改善，舌质紫暗，苔白腻，脉细弱。上方去制马钱子，共 7 剂，水煎服，每日 1 剂，继续观察病情变化。

张树泉脑病临证经验选编

按语：张树泉教授常讲到"不用毒麻药物难成名医"，应用制马钱子治疗急性炎症性脱髓鞘性多发性神经病、偏瘫、痹证、顽固性面瘫、重症肌无力等多种疾病，临床疗效满意。马钱子首载于《本草纲目》，又名番木鳖，性味苦寒，有大毒，入肝、脾二经，功能清血热，通经络，止疼痛，散结消肿。其药性峻猛毒烈，功擅通络开闭。《串雅补》云："此药走而不守，有马前之名，能钻筋透骨，活络搜风，治风痹遍身骨节疼痛，类风不仁等证。"近代名医张锡纯盛赞其功效说："马钱子为健胃妙药……其开通经络，透达关节之力，实远胜于他药也。"又谓其"能瞤动神经，使之灵活"，故其被视为治疗中风痿证等疾病之佳品。现代药理研究证实，马钱子中的主要成分士的宁能选择性地提高脊髓兴奋功能。治疗剂量能使脊髓反射的应激性提高，反射时间缩短，神经冲动容易传导，骨骼肌的紧张度增加，从而使肌无力状态得到改善。可见其开通玄府、透达关节、起痿兴废、苏醒肌肉的作用，是其他药物不能比拟的。结合马钱子的中西医功效，张树泉教授常用来治疗中风偏瘫后的肌张力低下，取其提高脊髓兴奋性、使脊髓反射的应激性提高、反射时间缩短、促进神经冲动传导、使骨骼肌的紧张度增加的作用。有益于卒中后脑细胞功能的代偿和重塑，促进正常运动模式的恢复。而冰片、丁香不仅可有效促进药物透皮吸收，还可发挥持久稳定的穴位刺激作用。结合马钱子此类作用，张树泉教授还将其扩展到面瘫、胃下垂、重症肌无力等多种疾病。用量方面，张树泉教授常讲到治疗疾病"胆欲大而心欲小"。马钱子有大毒，每个人的耐受程度不同。而且中毒剂量和有效剂量非常接近，故应该严格注意炮制方法及用法用量，防止中毒。一般宜采用小剂量递加法，即首次给较小剂量，通常可给 0.1 g，早晚各冲服 1 次，密切观察患者的病情变化，如服药后症状转佳，而无头晕舌麻、口唇发紧、胸闷憋气、抽搐痉挛等症状出现，则为最佳剂量。并可渐增至 0.2 g，早晚各冲服 1 次，可以间断服用，防止药物蓄积中毒，总疗程不宜超过半个月。

第七章 临证心得笔记

1. 浅说中药大黄

大黄为《神农本草经》下品。性味苦寒。主下瘀血，血闭寒热，破癥瘕积聚，留饮宿食，荡涤肠胃，推陈致新，通利水谷，调中化食，安和五脏。

大黄清热。"心气不足，吐血、衄血，泻心汤主之"之《金匮要略》泻心汤，由大黄、黄芩、黄连三药组成，具有良好的清热泻火、凉血止血作用，主治血热出血证。至宋代《太平惠民和剂局方》之八正散，主治热淋，由木通、萹蓄、瞿麦、大黄等组成，大黄的主要作用就是清热泻火。此外，临床上若见肺热咳喘而兼腑气不通者，配伍大黄能够釜底抽薪，既能泻下通便，还能清热泻火。

大黄具有利胆退黄的功效。茵陈蒿汤在中医临床上的广泛应用是对大黄利胆退黄作用的最好证明。药理研究也证实了大黄的利胆作用。

大黄可以改善肾功能，对于急性或慢性肾功能不全，大黄有提高肌酐清除率的作用，"肾康注射液"就是以大黄为主药的中成药。

大黄活血化瘀，即主"下瘀血"、破"癥瘕积聚"，故能够主治"血闭寒热"，即瘀血证。本品治疗瘀血证，不论内服、外用均有良效。在《伤寒杂病论》中有广泛的应用，如抵当汤、抵当丸、下瘀血汤、大黄䗪虫丸等均主治瘀血证。其中，活血之力最强者当属抵当汤，由大黄、桃仁、虻虫、水蛭四药组成，主治瘀血重证。桃核承气汤由桃仁、桂枝、大黄、芒硝、甘草组成，主治太阳病蓄血轻证，以"少腹急结、其人如狂"为使用要点。

大黄泻下，是治疗胃肠积滞证的最常用之品，因本品能"荡涤肠胃""通利水谷""调中化食"，从而主治"留饮宿食"，即不消化的饮食水谷。少量应用可有健脾和胃的作用。不论是大黄的活血作用，还是泻下作用，均能体现出"推陈致新"的作用机制。中风尤其是卧床的患者，胃肠蠕动慢，多出现大便难的症状，此时应用大黄可荡涤肠胃、通利水谷，无论虚实，均可在辨证论治的基础上加用大黄。以大便通畅为度。

2. 临证对药的应用

（1）麻黄、熟地黄：麻黄味辛、苦，性温，入肺、膀胱经，有发汗、平喘、利水之效。熟地黄味甘、性微温，归肝、肾经，具有养血滋阴、补益精髓的功效。二者相伍出自王洪绪《外科全生集》中治疗阴疽的阳和汤。麻黄辛散，可以去除熟地黄的滋腻，熟地黄可以制约麻黄的温燥辛散；麻黄得熟地黄而不表；熟地黄得麻黄而不腻。二者相伍可以用于中风病后肢体软瘫，久治康复不佳者。

（2）五味子、五加皮：五味子酸、甘，温。归肺、心、肾经。功效为收敛固涩，益气生津，补肾宁心。五加皮辛、苦，温。归肝、肾经。功效为祛风湿，补肝肾，强筋骨。五味子又能滋肾水，五加皮疗筋骨之拘挛（肝得其养，则邪风去而筋强）。二者合用对于肾虚兼有肝郁的不寐有良效。

（3）紫菀、款冬花、百部：三者均能润肺止咳。治疗咳嗽，宜用于肺虚久咳、阴虚劳嗽。对于久咳、长咳、痰多者尤为适宜。三者合用则功效倍增。

（4）川贝母、阿胶、羚羊角粉：川贝母化痰，羚羊角粉清肺热，阿胶补肺阴、扶正气。三者合用对于肺部感染，尤其高龄、卧床、免疫力低下的患者效果奇佳。

（5）菖蒲、郁金：菖蒲开窍除痰，醒神健脑，化湿开胃；郁金凉血清心，行气解郁，祛瘀止痛，利胆退黄。菖蒲以开窍为主，郁金以解郁为要。二药伍用，相互促进解郁化痰开窍之效。对于中风之痰浊内盛，神昏不醒者有确切疗效。

（6）当归、川芎：当归性柔而润，补血调经，活血止痛，祛瘀消肿，润燥滑肠；川芎辛温香窜，行气活血，祛风止痛。当归以养血为主，川芎以行气为要。二药伍用，互制其短而展其长，气血兼顾，养血行血、散瘀之力增强。

（7）青蒿、鳖甲：鳖甲咸寒，直入阴分，滋补阴液，入络搜邪，清深伏阴分之热；青蒿味苦、微辛，性寒，为清透热邪之要药，"能引骨中之火，行于肌表"。鳖甲专入阴分滋阴，青蒿可出阳分透热，使养阴不敛邪，透热不伤正。"此方有先入后出之妙，青蒿不能直入阴分，有鳖甲领之入也，鳖甲不能独出阳分，有青蒿领之出也"。

3. 中风后咳喘

中风后咳喘即脑卒中合并肺部感染的影响因素较多，且患病人群一般为

第七章　临证心得笔记

老年患者。主要是由于组织器官功能减退，免疫功能出现下降，机体反应较差，有时肺部感染症状不够明显，相关体征不够突出，加之基础疾病的出现，难以诊断，导致患者病情不断加重，使得治疗不断出现困难。对于有意识障碍的老年患者，因呼吸功能低下，排痰功能较差，加之出现吞咽功能较差的情况，使得食物或鼻咽分泌的物质容易吸入肺内，造成吸入性肺炎。长期卧床更会导致肺部循环不良，发生其他并发症，使得治疗困难。

中医认为一般的肺部感染机制为痰浊阻肺、肺气闭郁，但中风后尤其伴有高龄、免疫功能低下、长期卧床则耗气、发热汗出后阴液耗损的患者，主要病机则为正虚邪盛、气阴两虚、痰热阻肺，故治疗上多益气养阴、清热润肺、理气化痰。张树泉教授选用生脉散加用止咳化痰、理气化痰、清热润肺之品为主方，多有效验。方药如下：太子参30 g，麦冬30 g，五味子10 g，紫菀15 g，款冬花15 g，百部15 g，黄芩10 g，麸炒枳实15 g，赤芍30 g，川贝母10 g，阿胶10 g，羚羊角粉1.2 g，炙甘草5 g。方中太子参、麦冬、五味子一补一润一敛，益气养阴，正气旺盛才能祛邪，且生脉散为甘寒之品，无滋腻之碍，故扶正而不敛邪，肺部感染发热正盛亦可应用。紫菀、款冬花、百部止咳化痰、润肺祛邪，羚羊角粉、黄芩清肺热，枳实理气宽胸，赤芍清热凉血兼以活血，川贝母润肺化痰，阿胶滋补肺阴，炙甘草温补中州、调和诸药。若患者卒中后吞咽困难、饮水呛咳，加用僵蚕30 g，蝉蜕30 g，炒苦杏仁10 g，加强通络利咽开音、通利肺气之功；痰多难以咳出，加用半夏10 g，鱼腥草30 g，化痰祛痰。若后期低热持续不退，周身乏力，不思饮食，可单独应用川贝母、阿胶、羚羊角粉以养肺阴、清肺热、祛痰浊。

曾治患者谭某，男，74岁，因反应迟钝、步态不稳、饮水呛咳、吞咽困难入院，诊断为中风病，中风后认知障碍，中风后第三天出现发热，最高达39.0 ℃，稍有憋喘，咳嗽，咳少量白痰，行为异常，夜晚尤甚，纳眠差，二便可。舌质暗红，苔黄腻，脉弦滑。考虑病机为气阴两虚、痰热阻肺，予以上方加用炒僵蚕30 g，蝉蜕30 g，炒苦杏仁10 g，方用14剂后症状明显缓解，无发热、咳嗽、咳痰、憋喘基本已缓解，后期再根据中风稳定期肾虚血瘀痰阻之病机，予以益肾通脉方调理善后。

4. 蒿芩清胆汤

本方出自《重订通俗伤寒论》，由清代俞根初创立，全方由青蒿、黄芩、竹茹、法半夏、茯苓、枳壳、橘皮及碧玉散组成，理气燥湿、化痰清热之品合用，具有清胆利湿、和胃化痰之功效，常用于治疗湿热郁滞肝胆之证。张树泉教授将方中青蒿改为茵陈，清肝胆湿热力量更强；黄芩之苦寒可清热燥湿；两药相合，清热透邪，共为君药。竹茹清热涤痰开郁，法半夏燥湿化痰，茯苓清利湿热，共为臣药。枳壳、橘皮理气化痰，为佐药。原方中的碧玉散虽可清热利尿，引相火下行，然常服恐其伤正，故处方时去掉碧玉散，加入龙胆草合茵陈以加强清透肝胆之热。蒿芩清胆汤原方既向外清透，又向下清泄，体现了中医分消走泄的原理，诸药合用，具有清胆利湿、理气化痰的作用，临床中用于治疗肝胆、脾胃疾病、焦虑抑郁状态、失眠、脑动脉硬化症、高血压等辨证属胆热痰扰者，且临床疗效满意。

临证之时，可根据患者症状灵活加减，如反酸、胃灼热明显者，加黄连、吴茱萸、海螵蛸、乌贼、煅瓦楞子等；头晕、头痛明显者，加天麻、钩藤等；失眠者，加木香、远志、酸枣仁、珍珠母等；胸闷者，加丹参、檀香、砂仁等。现代研究认为蒿芩清胆汤具有退热抗感染、调节免疫、调节胃肠等作用。本方还可用于治疗感冒、疟疾、肝炎、消化性溃疡、肾盂肾炎、盆腔炎等全身多系统的多种疾病，证实了蒿芩清胆汤可畅达三焦，通过对脏腑、经络、气血的调节，纠正患者气郁湿阻、痰热内扰的状态，使其恢复"阴平阳秘"的状态。曾治一中年女性，平素脾气火爆，急躁易怒，胁肋疼痛不舒，嗳腐泛酸，善疑敏感，失眠多梦，坐卧不安，头晕目眩，口苦咽干，胸胁满闷，大便不通，舌质红，苔黄腻，脉弦滑。辨证为胆热痰扰，处方：茵陈30 g、黄芩10 g、麸炒枳实15 g、竹茹10 g、陈皮10 g、半夏10 g、茯苓10 g、龙胆10 g、白芍10 g、浙贝母10 g、乌贼骨20 g、煅瓦楞子30 g。效果极佳。

5. 竹叶石膏汤

本方见于《伤寒论》，载于"辨阴阳易差后劳复病"篇末，堪称经方名剂，其组方严谨，配伍恰当，药简效宏，妙意深存。若辨证准确，用法妥当，则效如桴鼓。原文第397条："伤寒解后，虚羸少气，气逆欲吐，竹叶石膏汤主之。"

伤寒解后，当是指汗、下之后。热之所过，气阴必伤，故虚羸而少气；胃气伤故气逆欲吐，原文未言是否还有余热，以方测证，石膏用量与白虎汤同，则余热未尽之表现，如发热、烦渴乃意中事也。

剖析此方，实际上是白虎汤与麦门冬汤二方的合方。用白虎而易知母为竹叶，说明热势已减，而麦门冬汤的人参、麦冬、炙甘草、粳米益气养阴、

第七章 临证心得笔记

和胃安中，半夏降逆止呕。"以大寒之剂，易为清补之方"即是说白虎汤与麦门冬汤相合的效力。热病后期，此证颇为多见，用之亦屡有效应。

张树泉教授在临床上，认为凡是病后余热未清，或气阴两伤，莫管内伤杂病还是外感温邪，皆可用之。尤其对温病后期，如病毒性脑炎、细菌性脑炎后期等见低热、口渴、烦躁、兼见周身乏力、恶心欲吐等症状，掌握好"口干喜饮，或虚烦不寐，脉虚数，舌红苔少"四证，便可放胆用之。竹叶石膏汤证的热是余热未清，没有白虎汤证重，但阴伤、气伤比较重，主要的症状除了白虎证，还有气逆欲呕。心烦是因为阴虚津伤，欲呕不仅是阴伤，还有气虚，胃气虚不得下降而上逆，胃气以降为顺，欲呕就是胃气逆。舌质以红为主，而不讲舌苔是什么颜色，只讲苔少，这说明胃气、胃阴都伤。炉烟已熄，灰中有火。

温病后虚羸少气，调理方法首重饮食，一般不主张服药，所谓药补不如食补也。选用易消化、营养丰富的食品，少量多餐，禁忌辛辣、厚味、肥腻等食物。若余热未尽，气阴两伤，则非服药不可。否则时日迁延，更伤津液，形成其他病证。

6. 面瘫

面神经麻痹（面瘫）属脑病科常见病、多发病，一般预后较好，但仍需积极救治，如不救治可能会有后遗症之患，或遗留面瘫，或矫枉过正导致面肌痉挛，因而需正确积极治疗。张树泉教授认为面瘫主见口眼歪斜，别无他症，为足太阳、足阳明二经（足阳明经挟口环唇、足太阳经起于目内眦）风痰蕴热，经脉牵急而口眼歪斜，其他经脉脏腑，并未受邪，故无他证。此病虽也称中风，风字实为表示发病突然、快速之意，并非专指伤风所致。一般病机为风痰阻络，原方为白附子50 g，白僵蚕50 g，全蝎50 g，上药共为细末，每服6 g，黄酒调服。取白附子性辛散而驱头面游风；白僵蚕性气轻清上走头面，咸能软化痰浊，辛能驱散风邪；全蝎为治风要药，有小毒可破风痰结滞。又以黄酒调服，辛温疏散，引药入经络而正其口眼。张树泉教授认为本方汤剂配合西药营养神经、抗病毒制剂效果更好，一般常用方如下：白附子10 g，全蝎10 g，僵蚕10 g，白芥子15 g，当归30 g，柴胡15 g，连翘15 g，炙甘草5 g，防风10 g，秦艽10 g，黄芩15 g。1周后去掉柴胡、连翘、黄芩、防风，加用桂枝10 g，鸡血藤30 g，黄芪30 g以益气温阳、活血通络。或配合针灸等治疗。不建议外敷膏药、火针等，既影响美观、又有可能矫枉过正。

7. 当归四逆汤

本方出自《伤寒论》，组成：当归9 g，桂枝9 g，白芍9 g，细辛6 g，炙甘草6 g，通草6 g，大枣8枚，水煎服。

主治厥阴伤寒，风寒中于血脉，手足厥冷，脉细欲绝之证。此为阴血内虚，不能荣于脉。阳气外虚，不能温于四末，故手足厥寒，脉细欲绝。本方以当归辛温，养血通脉，为主药；以桂枝通经络、祛风寒，白芍养阴血、和营卫，共为辅药；细辛散血分之寒，通草利九窍、通血脉，共为佐药；大枣、甘草味甘益脾，补虚生血，为使药。

今人也用此汤治疗寒邪侵袭，痹阻经络，而致肌肉、关节疼痛，以及动脉炎而无脉等症，不少报道称疗效较好。

四逆汤所治之厥逆，是阳虚不能温达四末，故治以回阳救逆。当归四逆汤所治之厥逆，是血虚不能温达四末，故治以养血通脉。从此我们也可进一步领悟，仲景先师的四逆汤类方，均有附子、干姜，唯独当归四逆汤中不用；是因诸四逆汤主治阳虚阴盛之证，故须用干姜、附子；当归四逆汤主治阴血虚甚，乃由阴及阳之证，故而不用。

张树泉教授应用当归四逆汤加减，治疗雷诺综合征，取得了非常理想的效果。其经验方如下：桂枝12～20 g，赤芍、白芍各12 g，当归10 g，细辛5 g，红花10 g，片姜黄9～12 g，通草6 g，路路通10 g，白芥子6～9 g，熟地黄20 g、麻黄6 g（熟地黄、麻黄，二药同捣），桃仁10 g，水煎服。

第一、第二煎药汁混合，分2次服。将药渣放到小盆中再煎，俟不太烫时，把两手浸泡药水中至药水不热，即弃之，每日1次。如此治疗1～3个月。

8. 引火汤

引火归原是用温药治疗虚火上燔的一种方法，属于从治法。王冰在《黄帝内经》"甚者从之"句下注解中指出："病之大甚者，犹龙火也，得湿而焰，遇水而燔。不知其性，以水湿折之，适足以光焰诣天，物穷方止矣。识其性者，反常其理，以火逐之，则燔灼自消，焰光扑灭。"明清温补医家根据上述理论，将引火归元广泛用于临床。但由于离原之火理论上的不确定，造成了诸多认识上的混乱，不少医家陷于相互矛盾之中。如既称阴虚之火，又称阳虚之火；既指有根之火，又指无根之火；既包括格阳，又包括戴阳。引火汤，原方组成为熟地黄90 g，巴戟天、天冬、麦冬各30 g，茯苓15～20 g，五味子6 g，主治阴虚乳蛾。引火汤原用于咽喉肿痛属阴蛾者。

第七章 临证心得笔记

据陈士铎《辨证奇闻》载："咽喉肿痛，日轻夜重，亦成蛾如阳症，但不甚痛，自觉咽喉燥极，水咽少快，入腹又不安，吐涎如水，将涎投水中，即散化为水。人谓喉痛生蛾，用泄火药反重，亦有勺水不能下咽者。盖日轻夜重，阴蛾也，阳蛾则日重夜轻。此火因水亏，火无可藏，上冲咽喉。宜大补肾水，加补火，以引火归藏，上热自愈。"

验案：患者何某超，男，52岁，1个月前无明显诱因出现头昏头痛、失眠、口舌生疮、心情烦躁，曾服用中药治疗，效果欠佳。现症见：头昏头痛、失眠、口舌生疮、心情烦躁，乏力体倦，舌淡红，苔白，脉细缓。四诊合参，考虑病机为气阴两虚、虚火上炎，予以引火汤加减以滋阴益气、引火下行，方药如下：熟地黄90 g、麦冬30 g、天冬30 g、巴戟天30 g、茯苓15 g、五味子10 g、沙参15 g、石斛15 g、天花粉15 g、乌梅20 g、连翘15 g、太子参30 g、薏苡仁30 g、竹叶10 g、生甘草10 g，水煎400 mL，分早晚温服。5剂后症状好转，诸证减轻，后巴戟天减量至10 g。再服用7剂后诸症悉减。

按语：患者头昏头痛、失眠、口舌生疮、心情烦躁，为阳盛热郁之表现；乏力体倦，则为气虚，结合舌淡红，苔白，脉细缓，则为阴虚之象，上实下虚，虚火上炎，方证相符，则取效速捷；原方加沙参、石斛、天花粉以增强滋阴之功，竹叶清热除烦，乌梅、连翘、太子参养阴清热，薏苡仁利湿，全方引火归元，上热自愈，则下虚可解。

9. 三仁汤

本方为临床治疗湿热证的名方，首载于清代吴鞠通的《温病条辨·上焦》第43条："头痛恶寒，身重疼痛，舌白不渴，脉弦细而濡，面色淡黄，胸闷不饥，午后身热，状若阴虚，病难速已，名曰湿温……三仁汤主之。"本方由杏仁、白豆蔻、薏苡仁、厚朴、清半夏、飞滑石、白通草、淡竹叶等8味药物组成，宗宣开肺气、辛化中焦、淡渗化湿之法，是分消上下、三焦同治的经典方。临床中应用三仁汤不局限于原方湿温证范畴，凡湿热蕴阻、湿邪为盛、气机不畅的诸科疾病，都可选用本方，只要方证相合，灵活化裁，临床即可取得良效。方中杏仁宣利上焦肺气，白蔻仁畅中焦之脾气，薏苡仁淡渗利水而健脾，三者共为君药，合用使湿热从下焦而去。臣以清半夏、厚朴辛开苦降，行气化湿，散满除痞，助白豆蔻以畅中和胃。佐以飞滑石、白通草、淡竹叶甘寒淡渗、清利下焦，合薏苡仁以引湿热下行。诸药合用，调达三焦气机，气畅湿行则邪去病安。吴鞠通曰："三仁汤轻开上焦肺气,盖肺主一身之气,气化则湿亦化也。"体现了三仁汤宣气化湿的治疗大法。

验案:任某,男,67岁,中风后呃逆,2018年11月12日初诊。患者中风后左侧肢体偏瘫、言语不清,后出现呃逆,经口服利多卡因、足三里穴位注射甲氧氯普胺效果不佳,予以经验方五香饮效果亦不佳。症见:左侧肢体偏瘫、言语不清,呃逆频繁,其声短频,乏力,周身困重,面色晦暗,稍有饮水呛咳,头晕如裹,胸胁苦闷,腹胀,小便不畅,大便干,不欲饮食,口不渴,舌淡苔白,脉濡缓。辨证为湿热内蕴、胃气上逆证,治以清利湿热、宣畅气机,予以三仁汤加减治疗,处方:杏仁 15 g,桔梗 10 g,白豆蔻 10 g,薏苡仁 15 g,清半夏 10 g,厚朴 10 g,滑石 10 g,竹叶 10 g,旋覆花 15 g。3 剂,水煎服。服药 1 剂后,患者呃逆症状明显缓解,3 剂后呃逆止。后以肢体偏瘫、言语不利为主症,继续予以益肾通脉方以补肾活血化痰,后期未再出现呃逆。

按语:呃逆是指胃气上逆以动膈,以气逆上冲,声短而频,难以自制为主,病机关键即为湿邪,湿邪日久,入里化热,而成湿热之邪,湿热之邪阻滞气机,胃气上逆发为呃逆。本案中三仁汤通过上、中、下三焦多靶点祛邪,使湿热得以速消,气机得畅,顽固性呃逆得止,可谓效如桴鼓。

10. 温病

温病的本质是热郁在里,其治则不外"清、透、养"。既有热邪故当清之,然热有在气、在血之分,故清热亦有清气与凉血之分。热乃郁热,有郁即当透邪。透邪的原则是疏其壅滞,展布气机。气机畅达,邪热外出的道路通畅,伏郁于里之热邪方能透达而解,故在清热的基础上,还须伍以透邪之品。温病最易伤津耗液,其治疗过程始终注意顾护阴液,故曰:"留得一分津液,便有一分生机。"

"清、透、养"治温三法,适用于温病卫气营血各个阶段。清法就是用寒凉药物祛除热邪的一种治法。"清热是治温热之本",它贯穿于温病治疗的始终,是治疗温病的主要祛邪大法。透法的实质是"火郁发之",即透达邪热,通其郁闭,宣畅气机,使邪由深入浅、向外透达的一种治法。养阴法即补养阴液之法。温热病邪最易耗伤津液,其伤阴贯穿温病发生发展的始终。而阴液是抵御温邪入侵的重要物质基础,故"藏于精者,春不病温"。相反,若体内阴液不足就较易感受温邪而发温病,即"病温者,精气先虚"。养阴法主要通过生津养液、凉血养血、填精养髓等获得疗效。此外,

第七章 临证心得笔记

养阴还能促进气机条畅，将内伏之火热宣透消散以透邪；亦能养阴泄热，养阴以制阳敛阳等，因此保津养阴在温病的治疗中具有重要意义。

温病证候的发展是动态变化的，卫气营血各阶段病机复杂、证候各异，故临床使用多清透养三法并用，根据不同阶段各有侧重。在卫分当以清宣表邪为主，兼以护津，温病初起，重在透邪，兼以清养，方如银翘散辛凉清宣、透热外达。在气分当以清气泄热为主，兼以生津，热盛气分，重在清气泄热，兼养阴生津，方如白虎汤。在营血分当以清营凉血为主，兼以养阴，营血热炽，重在清营凉血泄热，兼以养阴保津，方如清营汤。此即"清、透、养"三法在温病营血分阶段的具体应用。温病后期当以滋阴养液为主，兼以透热，温病后期阴液耗伤，余邪留伏阴分，重在养阴透热，引邪外出，方如青蒿鳖甲汤。总之，只要在中医理论的指导下，将此三法合理运用于温病治疗的过程中，将对疾病的预后转归起到重要的作用。

曾治一误诊为脑梗死溶栓治疗的患者，昏不知人，后确诊为病毒性脑炎，中医诊断为风温病，气营同病，以"清、透、养"三法为原则，方用清营汤合白虎汤，方药如下：水牛角20 g，生地黄15 g，金银花15 g，连翘15 g，玄参10 g，黄连10 g，竹叶10 g，丹参15 g，麦冬30 g，赤芍15 g，牡丹皮15 g，石膏30 g，知母15 g，甘草5 g，红景天12 g。水煎服，每日1剂。服用14剂后一如常人。

参考文献

[1] 郭延林, 张树泉, 王小亮. 基于肾脑相关理论探讨补肾法在中风病治疗中的应用 [J]. 中国中医基础医学杂志, 2021, 27 (12): 1912 – 1915, 1942.

[2] 方永莉, 张树泉. 张树泉教授应用散偏汤加减治疗偏头痛经验浅析 [J]. 养生保健指南, 2019 (11): 260.

[3] 张树泉, 徐西元, 陈玲, 等. 益肾通脉方治疗急性脑梗死的临床研究 [J]. 中国卫生标准管理, 2016, 7 (6): 125 – 127.

[4] 张树泉, 侯斌. 补肾活血法治疗脑中风的研究进展 [J]. 中国保健营养, 2015 (12): 145 – 146.

[5] 张树泉, 张长平, 陈马力. 论补肾活血化痰是脑出血的重要治法 [J]. 中国中医急症, 2012, 21 (3): 367 – 369.

[6] 张树泉, 徐西元. 调气溶栓法治疗急性脑梗死临床研究 [J]. 中国中医急症, 2005, 14 (8): 716 – 717.

[7] 张树泉. 中风先兆证治探讨 [J]. 中国中医急症, 2011 (10): 1639, 1655.

[8] 张树泉, 徐西元. 补肾活血化痰方对大鼠脑缺血再灌注损伤的保护作用 [J]. 中西医结合心脑血管病杂志, 2005, 3 (6): 515 – 517.

[9] 郭延林, 张树泉. 基于气机理论探讨脑肾相关 [J]. 光明中医, 2021, 36 (1): 30 – 32.

[10] 刘强, 张树泉. 张树泉教授治疗偏头痛临床经验浅议 [J]. 中国民族民间医药, 2020, 29 (6): 58 – 60.

[11] 李志庸. 张景岳医学全书 [M]. 北京: 中国中医药出版社, 1999.